KB260434

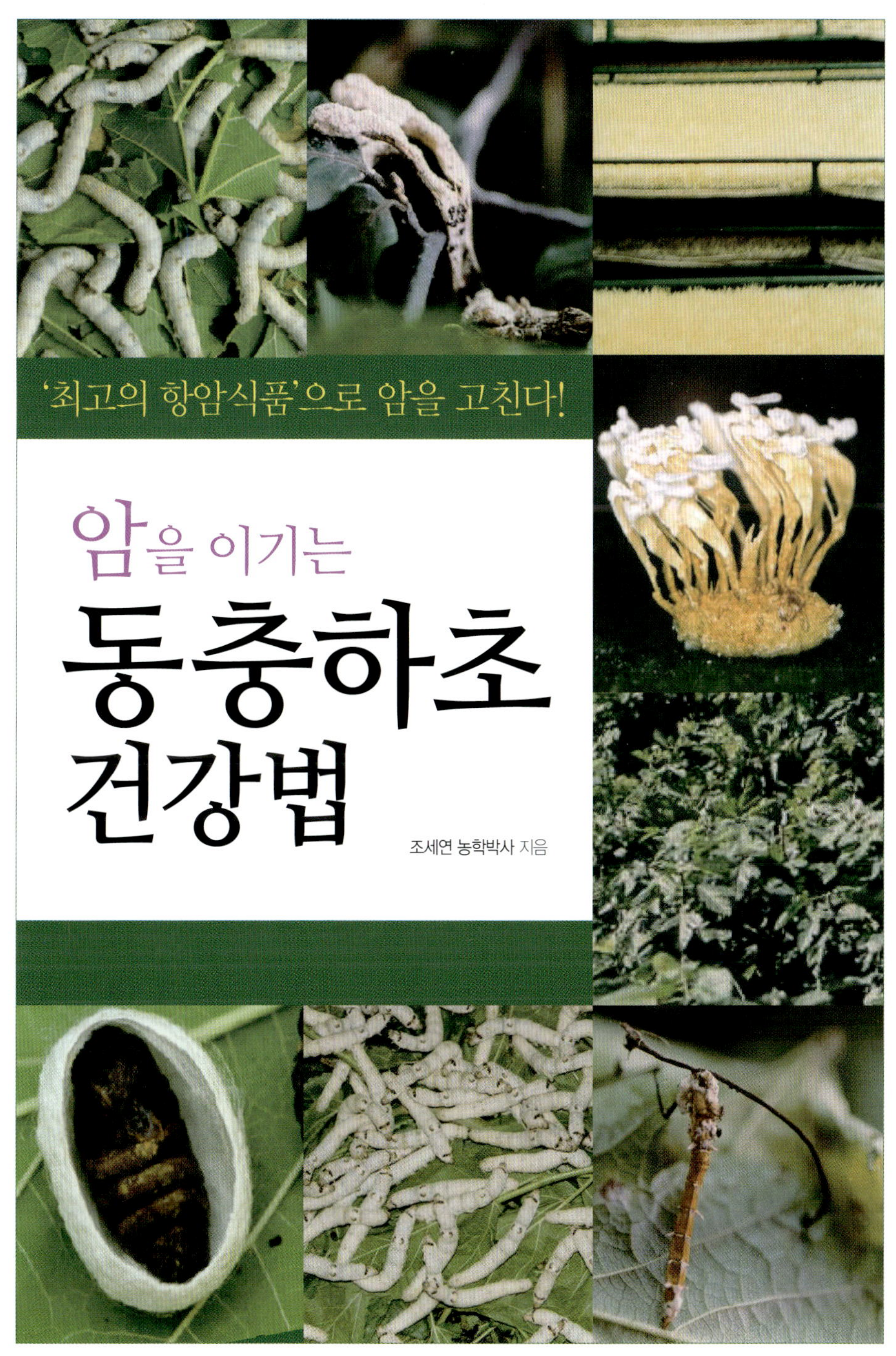

'최고의 항암식품'으로 암을 고친다!

암을 이기는
동충하초
건강법

조세연 농학박사 지음

중앙생활사

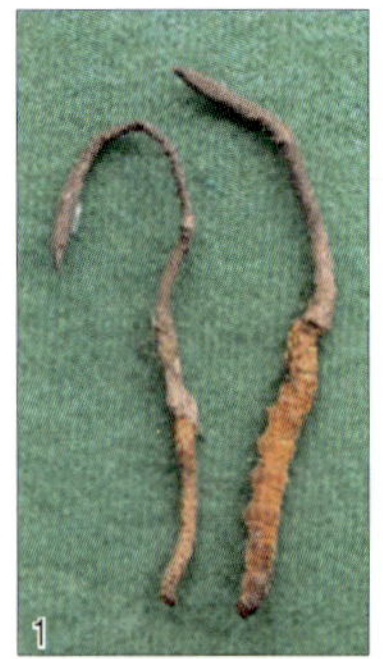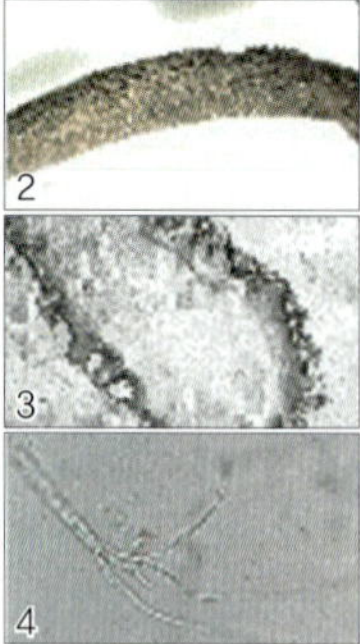

중국동충하초(*Cordyceps sinensis*)

1. 박쥐나방과 우충에서 발생된 자좌
2. 확대한 두부(40배)
3. 자낭각(360〜510×210〜320㎛)
4. 이차포자(6.0〜7.0×1〜1.5㎛)

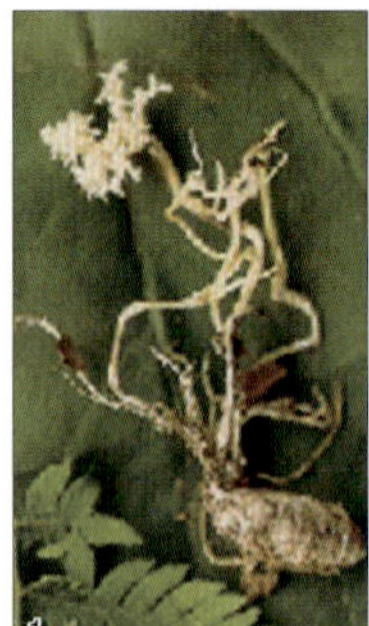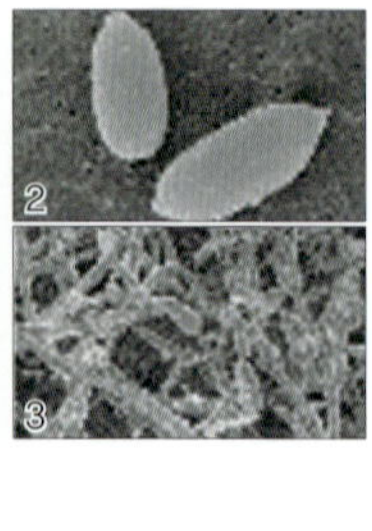

눈꽃동충하초(*Paecilomyces tenuipes*)

1. 나비목 곤충에서 발생된 분생자병속
2. 분생자병
3. 분생포자(2.9〜6.6×1.5〜2.5㎛)

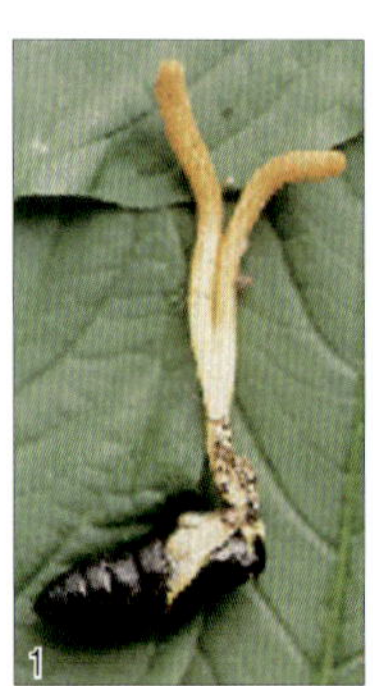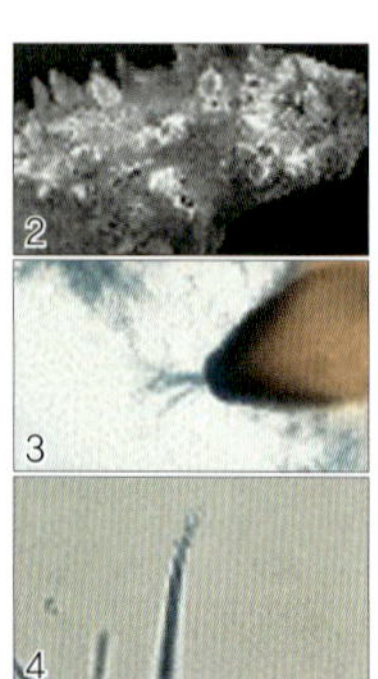

번데기동충하초(*Cordyceps militaris*)

1. 나비목 곤충에서 발생된 자좌
2. 확대한 두부
3. 자낭각(465〜510×260〜310㎛)
4. 자낭(320〜385×4.2〜4.8㎛)

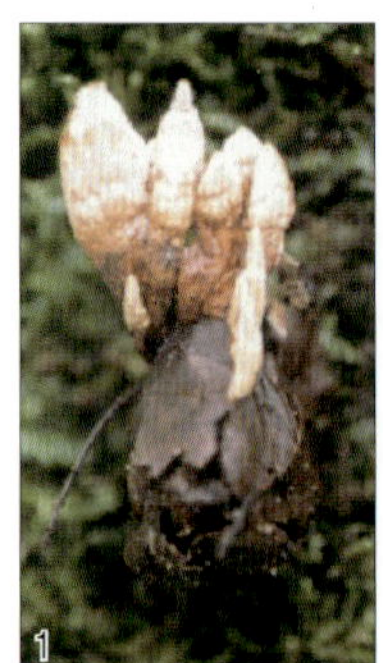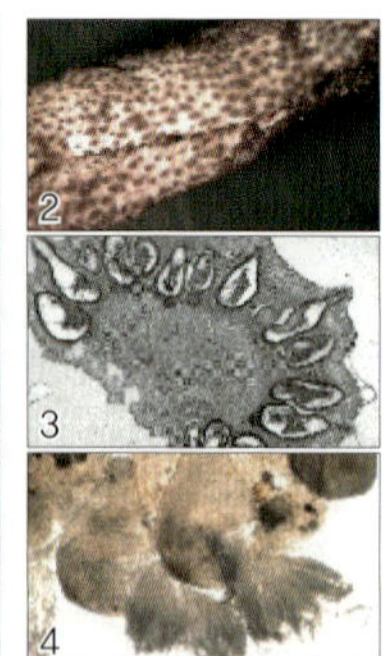

유충흑색다반동충하초(*Cordyceps martialis*)

1. 딱정벌레목 곤충에서 발생된 자좌
2. 확대한 두부(33배)
3. 자낭각(605〜810×270〜430㎛)
4. 자낭각에서 분출하는 자낭(280〜495×3〜3.5㎛)

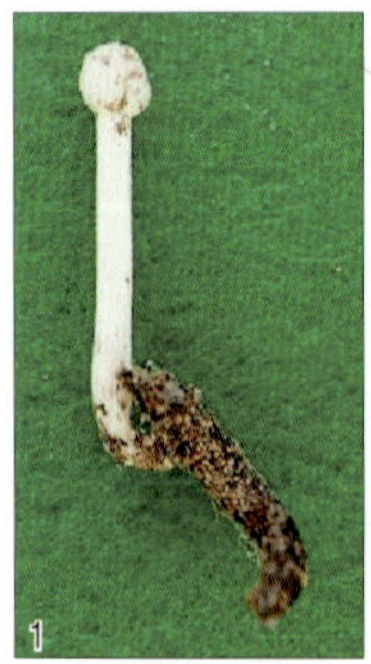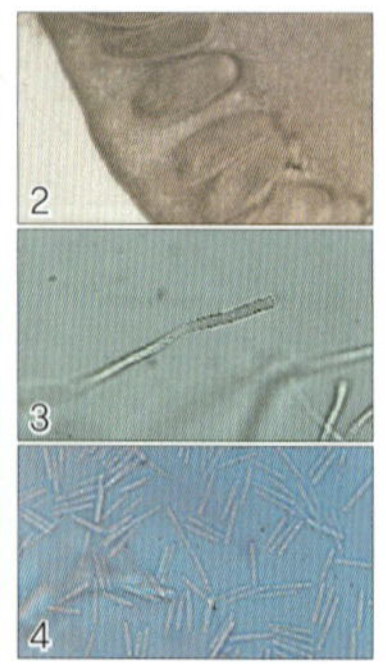

긴목구형동충하초(*Cordyceps gracilioides*)

1. 딱정벌레목 곤충의 유충에서 발생된 자좌
2. 자낭각(660〜720×200〜205㎛)
3. 자낭(650〜720×4.8〜5.2㎛)
4. 이차포자(9.5〜15×1.5〜2.2㎛)

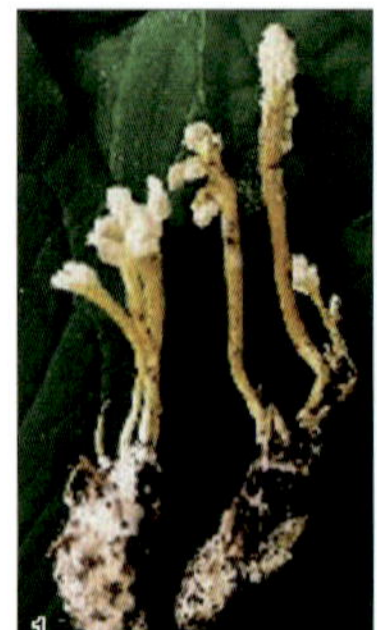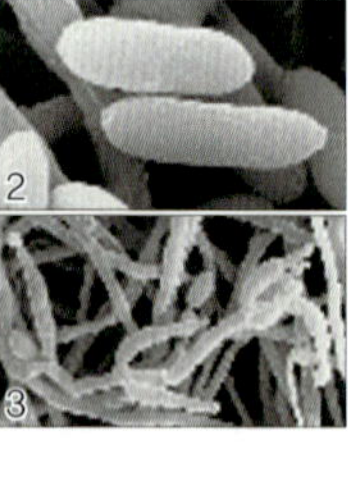

매미눈꽃동충하초(*Paecilomyces cicadae, Isaria sinclaini*)

1. 매미과 곤충에서 발생된 분생자병속
2. 분생포자(4.8〜7.5×2.6〜3.5㎛)
3. 분생자병

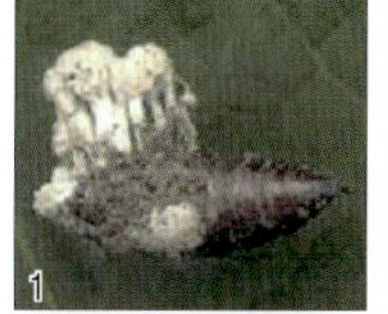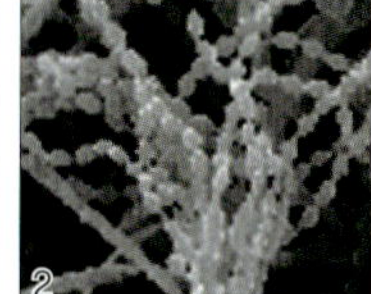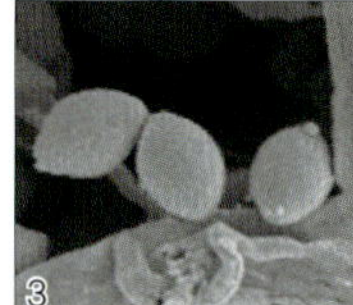

곤봉형동충하초(*Paecilomyces farinosus*)

1. 나비목 곤충에서 발생된 분생자병속
2. 발달된 분생자병
3. 분생포자(1.6〜2.2×1.2〜1.6μm)

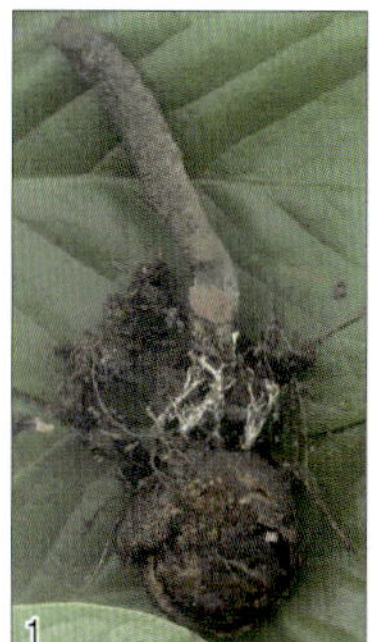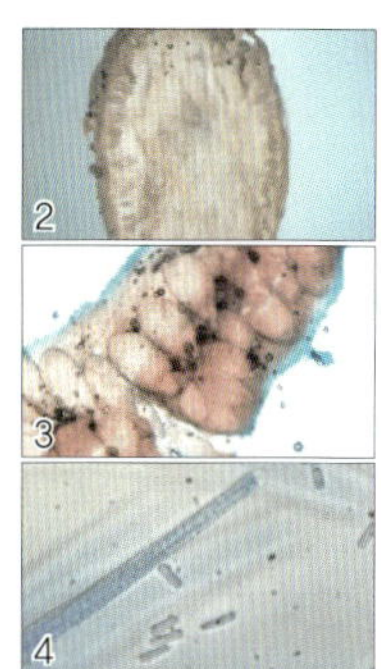

(*Cordyceps japonica*)

1. 균핵에서 발생된 자좌
2. 자낭각을 포함한 두부의 단면(50배)
3. 자낭각(450〜540×210〜294μm)
4. 이차포자(8.3〜13.6×2.2〜4.0μm)

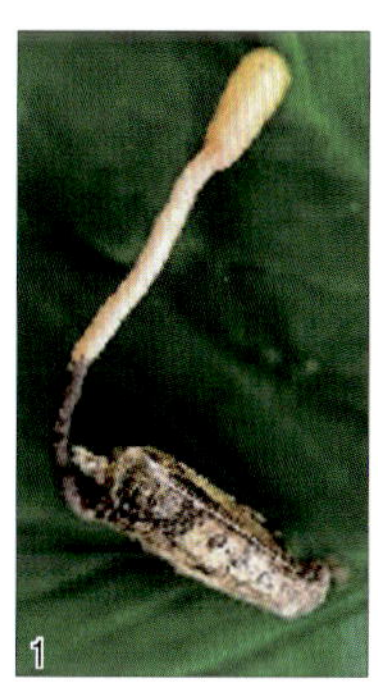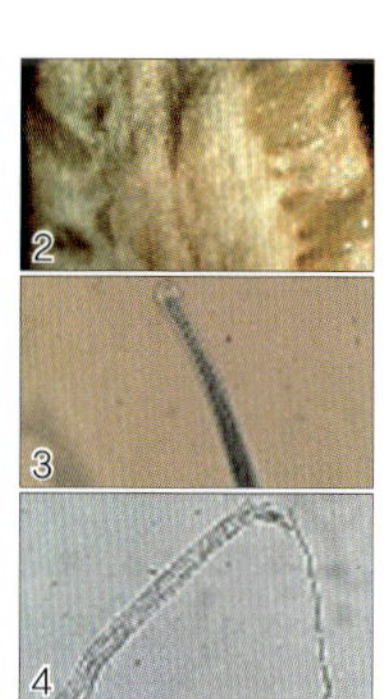

노린재동충하초(*Cordyceps nutans*)

1. 노린재 성충에서 발생된 자좌
2. 자낭각을 포함한 두부(78배)
3. 자낭(250〜480×5.1〜6.2μm)
4. 자낭포자에서 분열되는 이차포자(6.5〜10×1.4〜1.6μm)

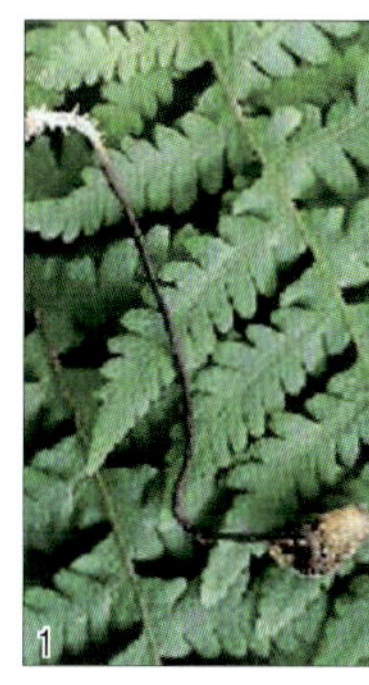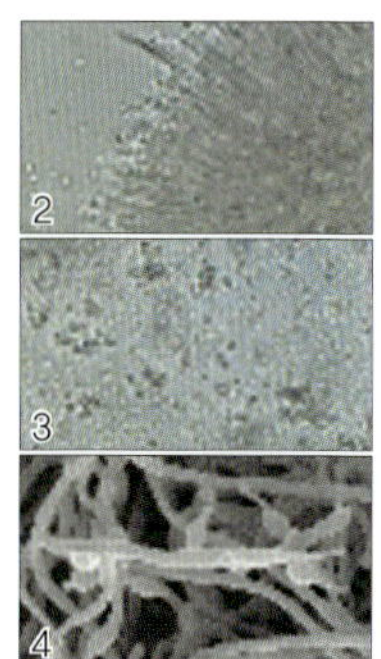

노린재동충하초덧붙이(*Hirsutella nutans*)

1. 노린재 성충에서 발생된 자좌
2. 자실층(900배)
3. 분생포자(2.5〜3.5×1.3〜1.6μm)
4. 전자현미경 하에서 분생자병 및 분생포자

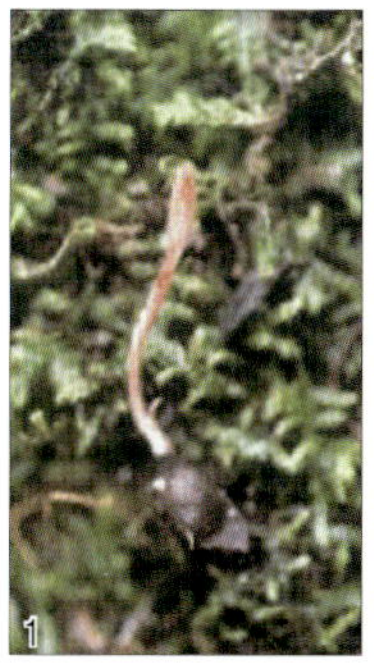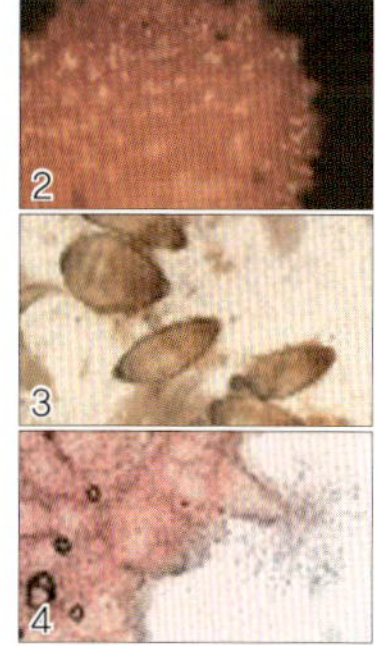

붉은자루동충하초(*Cordyceps pruinosa*)

1. 나비목 곤충에서 발생된 자좌
2. 확대한 두부(110배)
3. 자낭각(350〜520×130〜310μm)
4. 자낭각에서 분출하는 자낭(256〜270×5〜6μm)

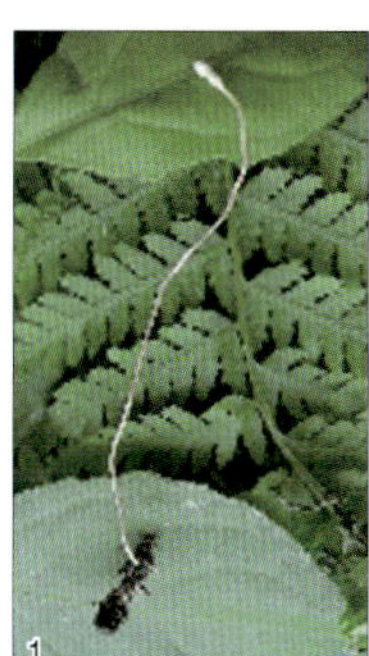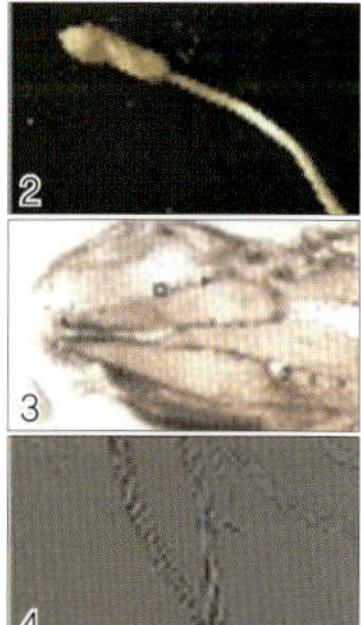

벌동충하초(*Cordyceps sphecocephala*)

1. 벌목 성충에서 발생된 자좌
2. 확대한 두부(18배)
3. 자낭강(760〜1075×206〜380μm)
4. 이차포자(9.5〜11.3×1.7〜2.0μm)

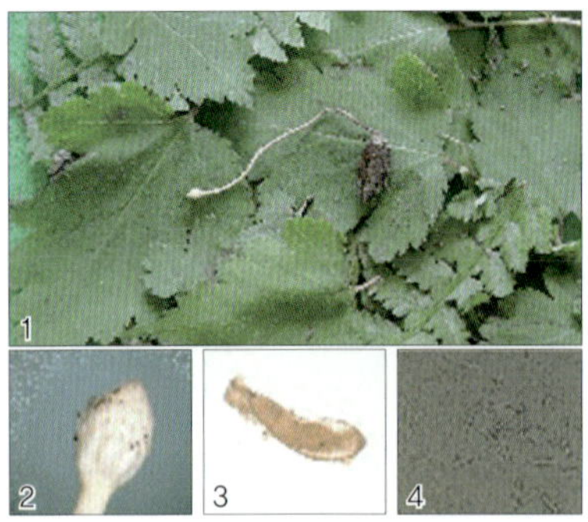

거품벌레동충하초(*Cordyceps tricentri*)

1. 거품벌레과 성충에서 발생된 자좌
2. 확대한 두부(50배)
3. 자낭각(710×1100～118～290μm)
4. 이차포자(10～13.5×1.9～2.5μm)

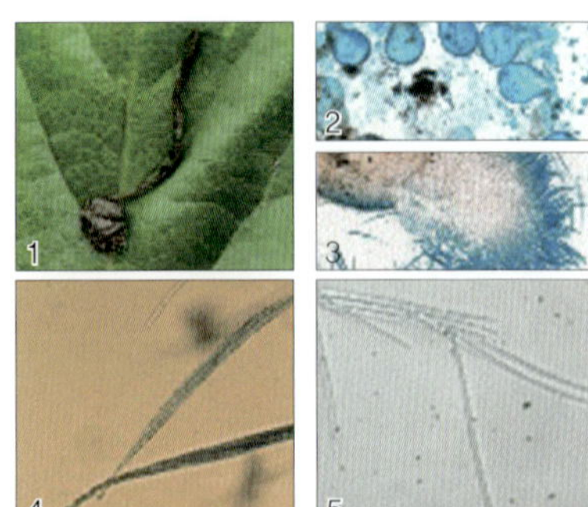

청가시열매동충하초(*Shimizuomyces paradoxa*)

1. 자좌
2. 자낭각(290～380×200～250μm)
3. 자낭각에서 분출하는 자낭
4. 자낭(110～140×4.8～7.2μm)
5. 자낭포자(61～75×1.4～2.4μm)

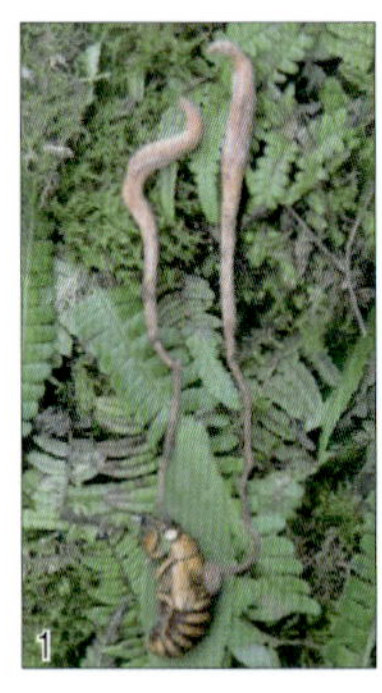

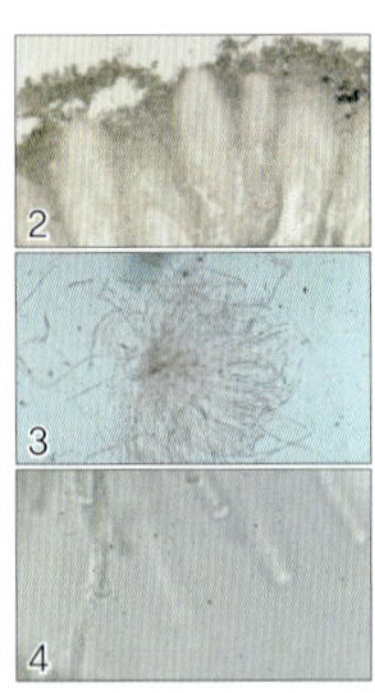

(*Cordyceps longissima*)

1. 유지매미과 곤충의 유충에서 발생된 자좌
2. 자낭각(555～600×215～270μm)
3. 분출된 자낭
4. 자낭(330～510×5～6μm)

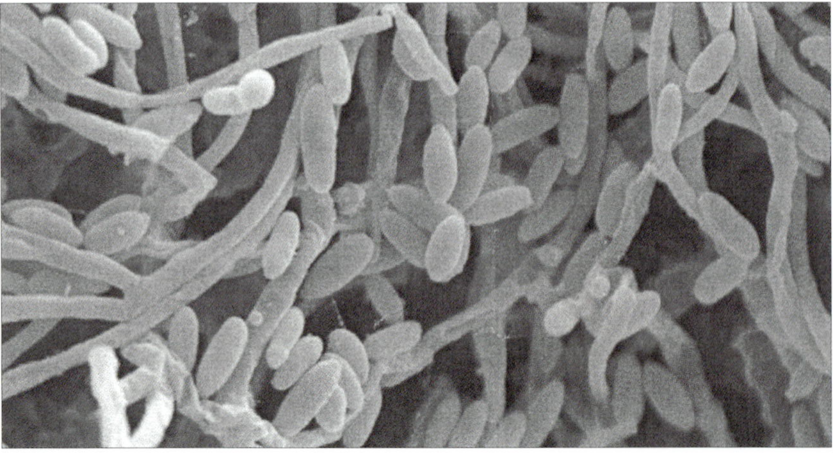

동충하초 포자와 균사(전자현미경 사진)

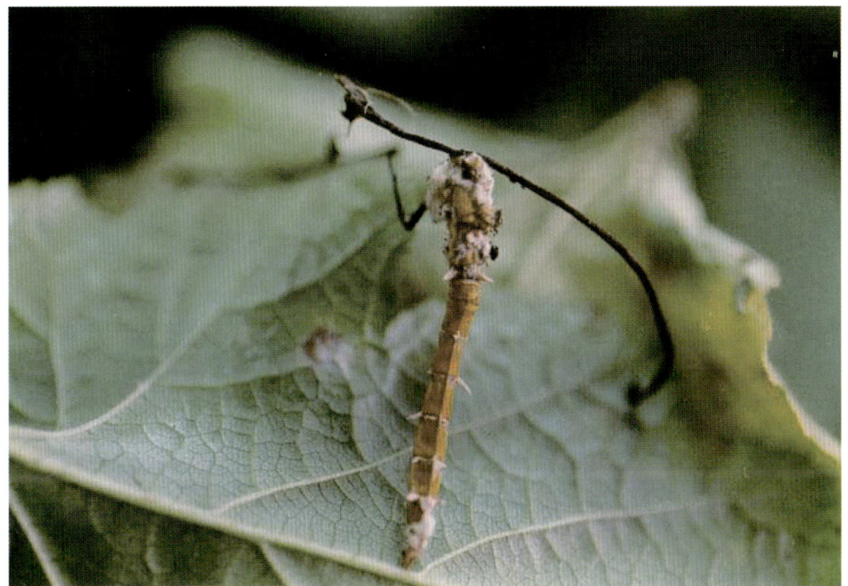

잠자리동충하초(*Himenostilbe odonatae*)

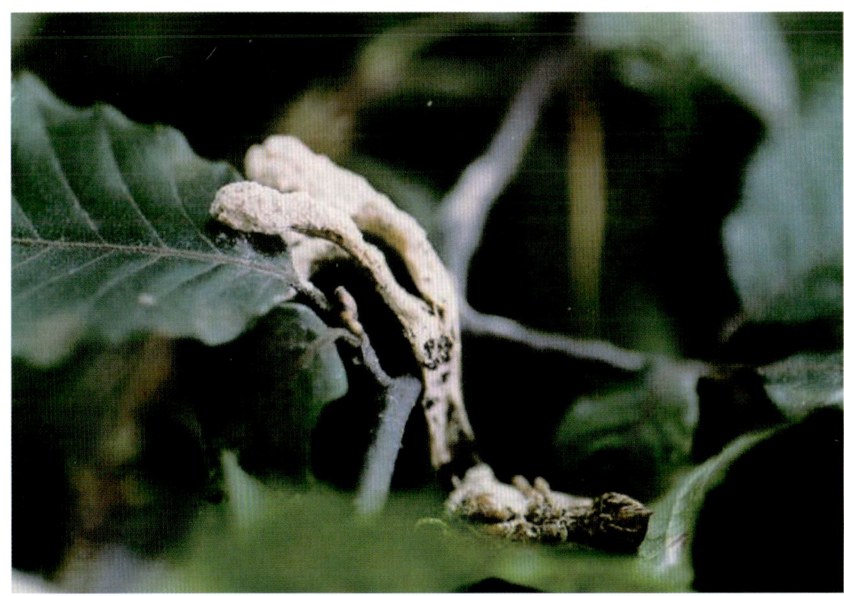

매미눈꽃동충하초(*Isaria sinclairii*)

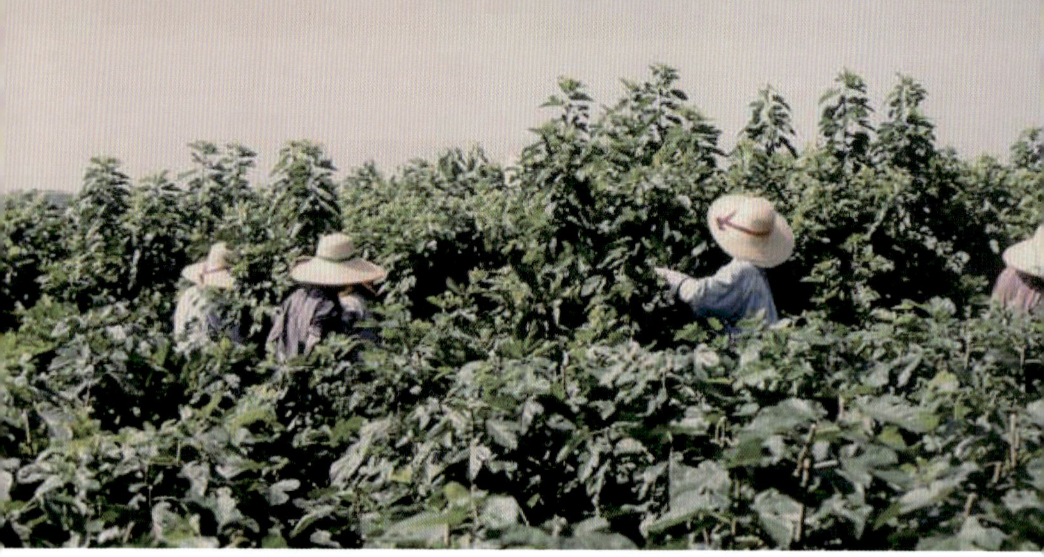

뽕잎을 따는 장면

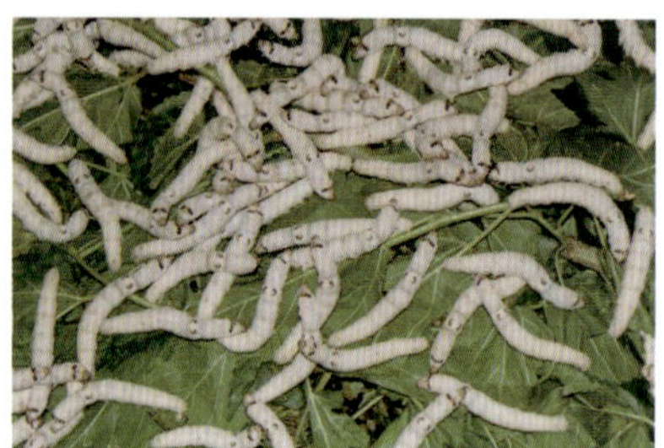

종균이 뿌려진 큰누에

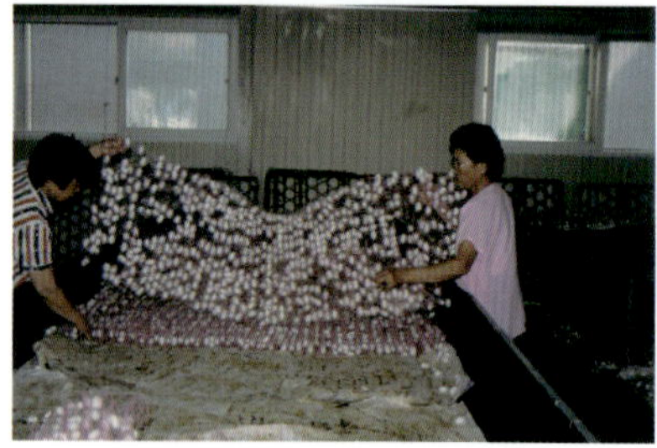

누에고치 수확 장면

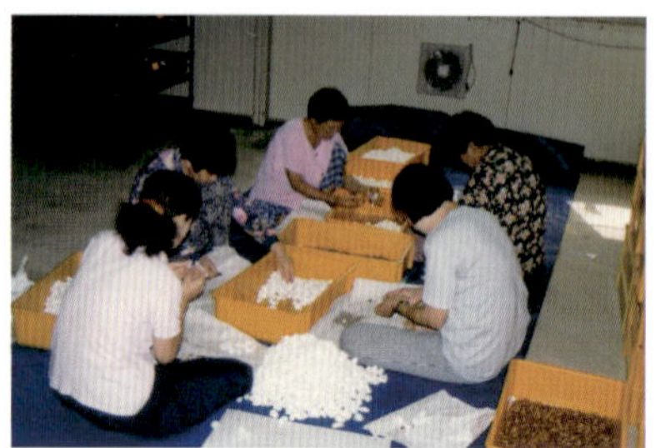

고치를 잘라 감염번데기를 꺼내는 장면

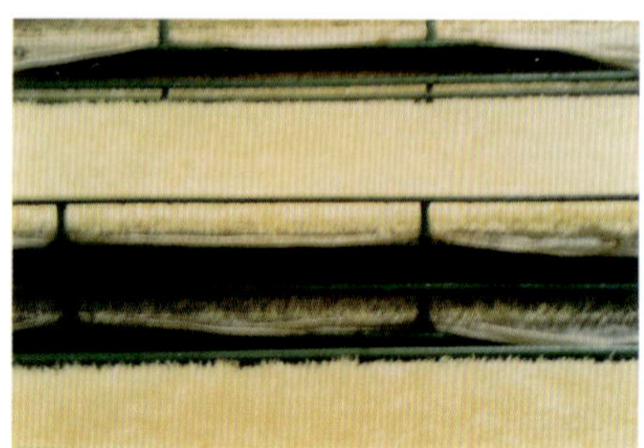

동충하초 버섯이 자라는 모습

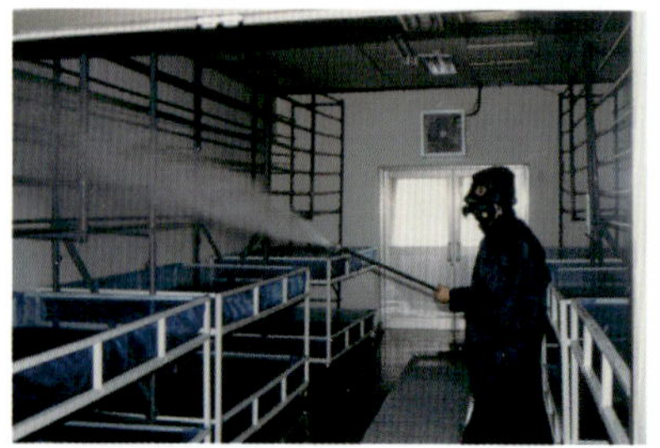

잠실 및 재배실 소독 장면

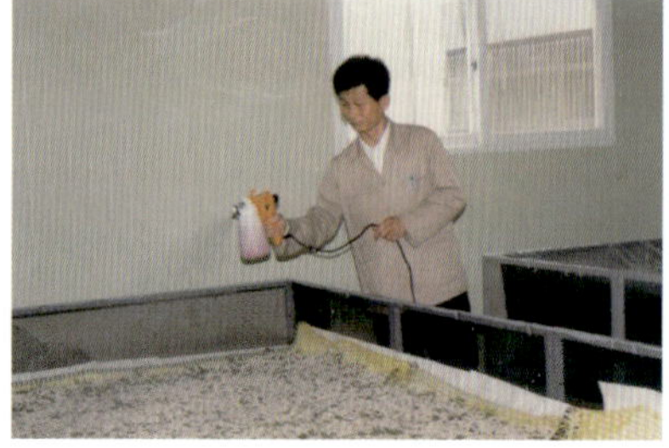

살아 있는 누에에 종균살포 장면

누에동충하초 재배과정

종균 준비

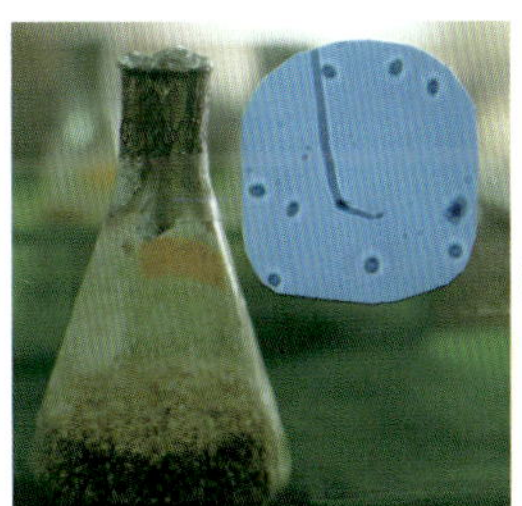

대량증식된 종균

접종

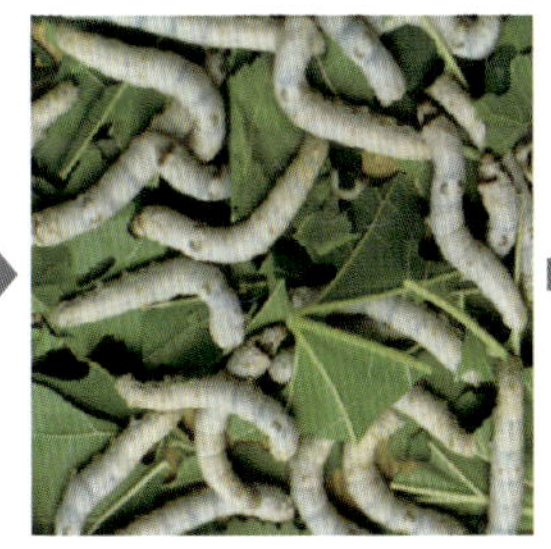

5령첫밥 누에표피 접종

감염된 번데기

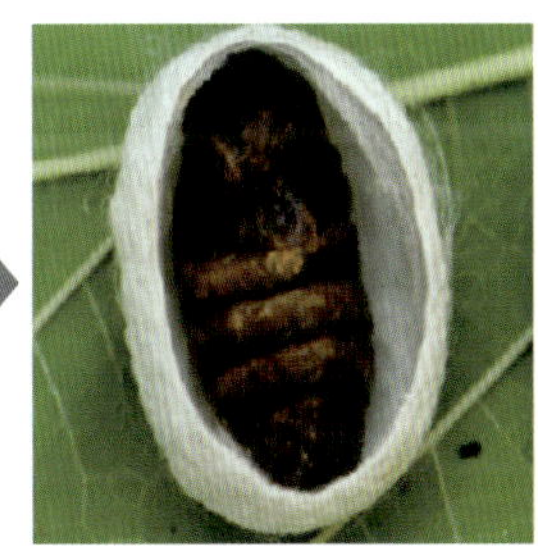

누에 올린 후 8~14일에 감염된 번데기 선별

자실체 형성

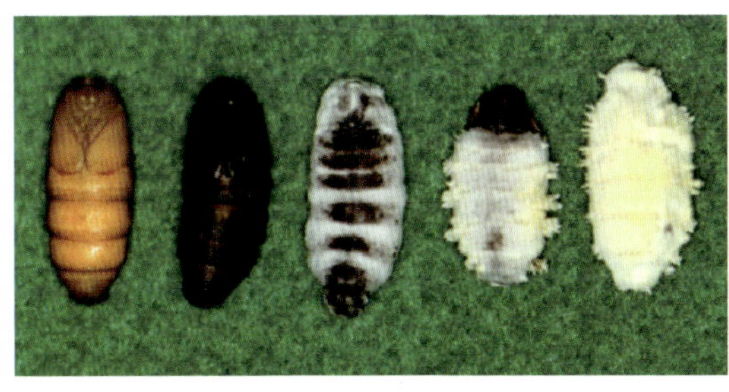

온도 20~24℃, 습도 95%

J300누에동충하초

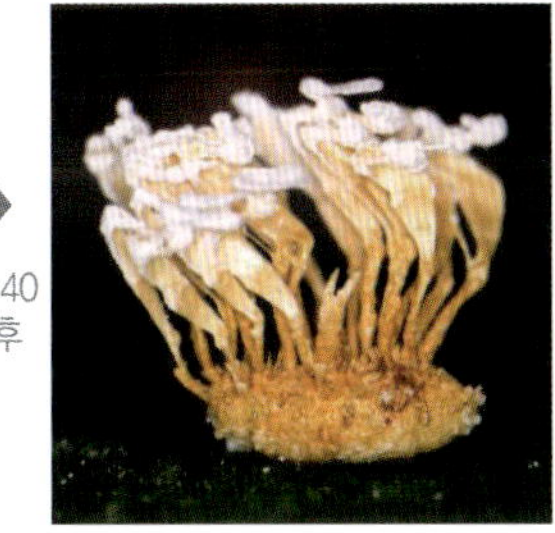

20~40일 후

수확기 버섯

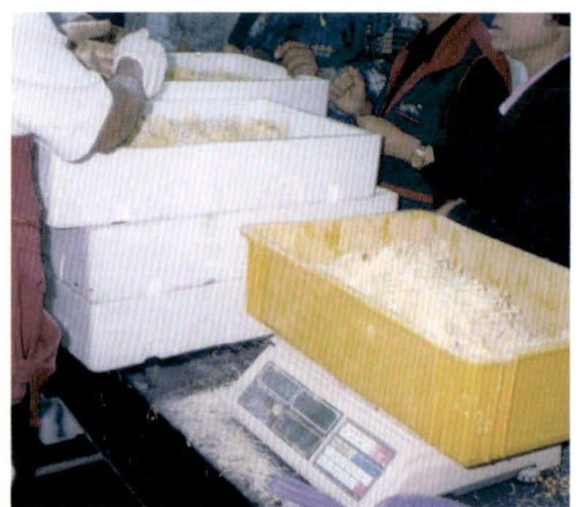

농가생산 동충하초를 수매하는 장면

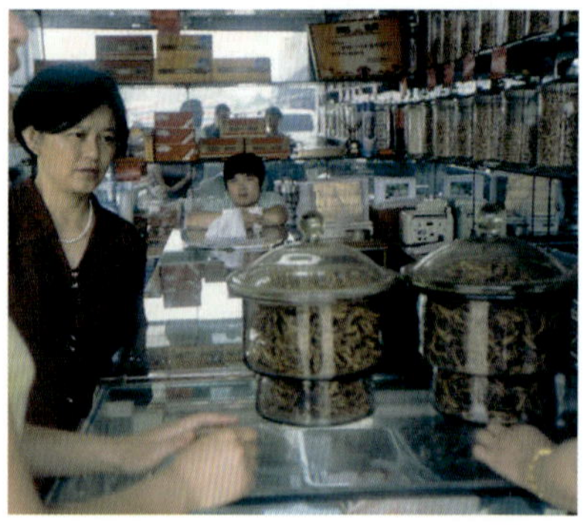

중국 사천성 약재시장에 진열된 중국동충하초

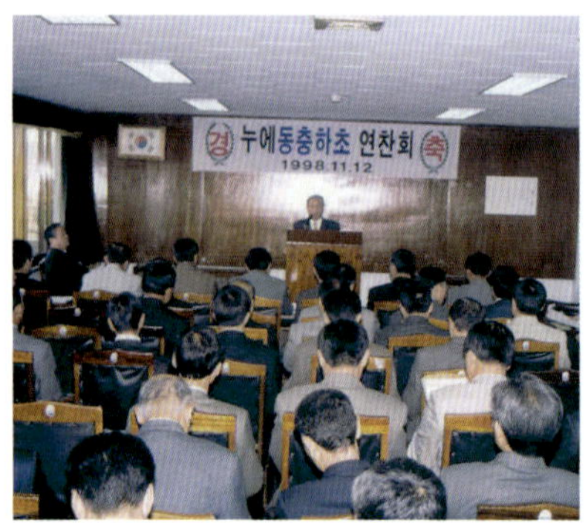

누에동충하초 생산증대를 위한 연찬회 광경

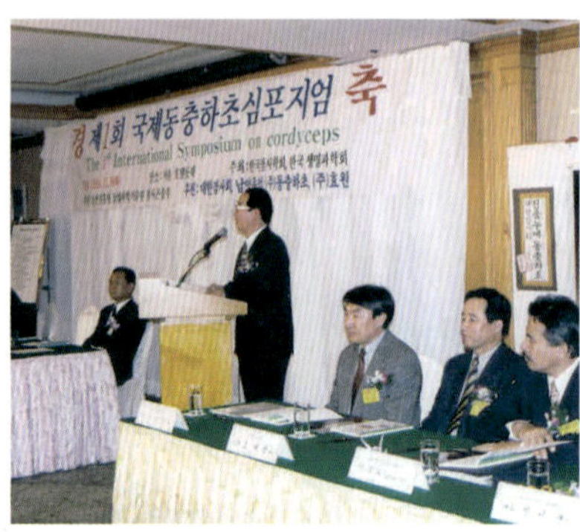

제1회 국제동충하초 심포지엄에서 김성훈 장관님의
축사 장면

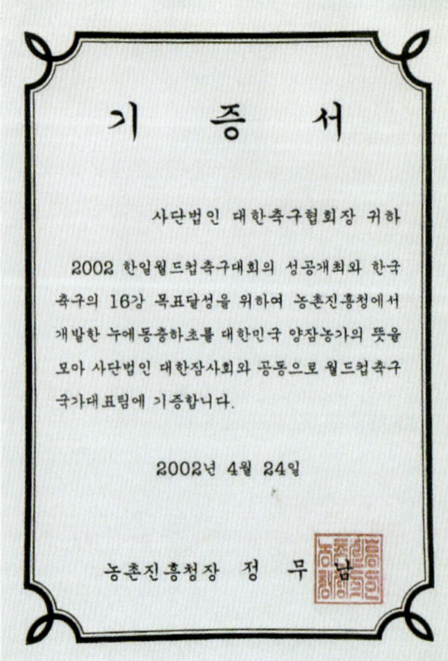

기증서

암을 이기는
동충하초
건강법

암을 이기는

동충하초 건강법

조세연 **농학박사** 지음

중앙생활사

겨울에는 곤충, 여름에는 버섯이 된다는 다소 생소하고 신기하기도 한 동충하초는 원산지인 중국에서조차도 산삼처럼 값이 비싸서 아무나 쉽게 이용할 수 없는 한약재이다.

한의서인 《본초종신》에 의하면, 동충하초는 달고 순하여 폐와 신장에 좋고 해수천식에 그만이며 빈혈, 허약체질, 정력부족 등의 증상에 효과가 있다고 한다. 또한 우리나라의 《생약규격집》에 언급된 동충하초는 보폐익신(補肺益腎), 지혈화담(止血化痰), 구해허천(久咳虛喘), 노수각혈(勞嗽咯血), 양위유정(陽痿遺精), 요슬산통(腰膝酸痛) 등에 적용되고 있다.

우리나라 한의학계에서는 동충하초가 비싸고 진품을 구하기가 어려워 실제로 해당질환에 한약으로 처방되는 사례는 흔치가 않다.

몇 년 전 어느 날 매스컴에서 농촌진흥청에서 살아 있는 누에를 이용하여 동충하초를 대량생산하는 기술을 개발하였다는 이야기를 들었다. 처음에는 그저 반신반의하면서 "과연 실용화가 가능할까?"

"실용화가 되더라도 중국에서 나오는 자연산 동충하초에 비교하여 효능은 어느 정도나 될까?" 하며 지켜보고만 있었다.

그러던 중 농촌진흥청으로부터 누에동충하초의 간기능 개선효과에 대한 공동연구 제의를 받고 실험을 하는 과정에서 임상실험에 참여한 사람들의 반응과 검사결과 나타나는 효능을 보고 나 스스로도 놀라움을 금할 수 없었다.

내가 왜 이 책을 추천하는가? 동충하초에 관한 전문서적이 부족하고, 있다하더라도 내용이 어려워 가까이 하기가 쉽지 않은 이때에 이 책의 내용을 보고 '아! 아주 쉽게 썼구나. 내용이 참으로 충실하구나. 독자들의 궁금증이 확 풀리겠구나' 하는 확신과 함께 국민의 건강증진에 크게 이바지할 수 있다고 판단되어 자신있게 추천을 하게 되었다.

오늘날 건강을 중요시하는 사회풍조를 반영하여 만병통치처럼 선전하는 건강식품이 범람하는 세상임을 감안할 때 이 책을 통해서 적어도 동충하초만이라도 국민들이 올바르게 알고 먹을 수 있는 계기가 될 것을 기대해 본다.

끝으로 이 기회에 누에동충하초를 연구 개발하여 보급함으로써 국내 한의학 발전과 국민 건강증진에 기여한 저자들의 노고에 감사드리며 추천의 말을 갈음코자 한다.

안덕균 (한의학박사 · 전 경희대학교 한의과대학 교수)

동충하초는 불로장생, 강장강정의 비약이란 이름에 걸맞게 중국에서 오래 전부터 폐와 신장병을 치료하고 노화를 억제하는 한약재로서 이용되어 왔고 최근에는 만성피로, 정력증강, 면역력 증강이나 항암작용에 초점을 맞춘 약재로 개발되고 있으며 소비자에게 손쉽게 접근할 수 있는 기능성 식품으로서 이용의 폭을 넓혀가고 있는 상황이다.

사람들은 곤충에서 발생하는 동충하초를 보고 처음에는 호기심을 갖게 되고 다음에는 인체에 필요한 영양성분과 생리활성물질이 풍부하게 들어 있을 뿐만 아니라 각종 암의 소멸 치유, 수명 연장 등에 효과가 탁월하다는 사실을 매스컴을 통해 보고 듣고는 감탄해 마지않았었다.

동충하초가 좋다는 것을 알고서 "구체적으로 좀더 깊이 있게 알고 싶어도 한눈에 알아볼 수 있는 종합적인 정보를 갖춘 책이 별로 없다"는 이야기를 종종 듣고서, 연구하는 사람으로서 책임감과 부끄

러움을 느껴오던 중 감히 용기를 내어 독자들의 궁금증을 한번에 풀어줄 수 있는 책을 내보자고 마음먹었다.

이 책은 주로 동충하초의 약리적 효능, 특히 항암작용과 실제 복용한 사람들의 복용사례와 의사의 이야기를 소개하였다.

구체적으로 1장에서는 동충하초가 어떤 것인지 일반적인 특징에 관하여 기술하였고, 2장에서는 동충하초의 약리작용과 치료사례를, 3장에서는 항암작용을, 4장에서는 요리 등 다양하게 이용되는 동충하초를 기술하였다.

그리고 5장에서는 불치병이며 부끄러움마저 느끼게 하는 에이즈 질환과 에이즈 바이러스의 발육을 억제하는 효능을 나타내는 J300 동충하초에 관하여 기술하였고, 6장과 7장에서는 주로 농업인의 소득증대를 위하여 누에동충하초의 생산 및 종균 생산에 대하여 기술하였다.

또한 부록에서는 건강과 관련된 잠상산물을 소개하였고, 본문 군데군데에는 알아두면 요긴한 동충하초 상식을 알차게 꾸며놓았다.

사람의 욕심 중 지나치지 않는 것은 건강 욕심이 아닌가 생각한다. 건강을 위한 노력은 사람에 따라서는 처절하기까지 한 사람도 있다.

이런 상황에서 동충하초는 건강에 대하여 조금의 관심만이라도 가진 사람에게는 쉽게 접근이 가능하고, 또 책임지고 건강의 길로 갈 수 있도록 하는 좋은 안내자가 될 것이라고 확신한다.

끝으로 이 책을 쓰는 데 커다란 도움을 주신 한동대학교 송성규 교수님과 경희대학교 한의과대학 본초학과의 전임교수님이시고 현재 자성연구소 소장으로 계시는 안덕균 교수님께 머리 숙여 깊은 감사를 드린다.

또한 이 책을 출판해주신 중앙생활사 김용주 사장님과 관계자 여러분께 심심한 감사를 드린다.

:: 차례

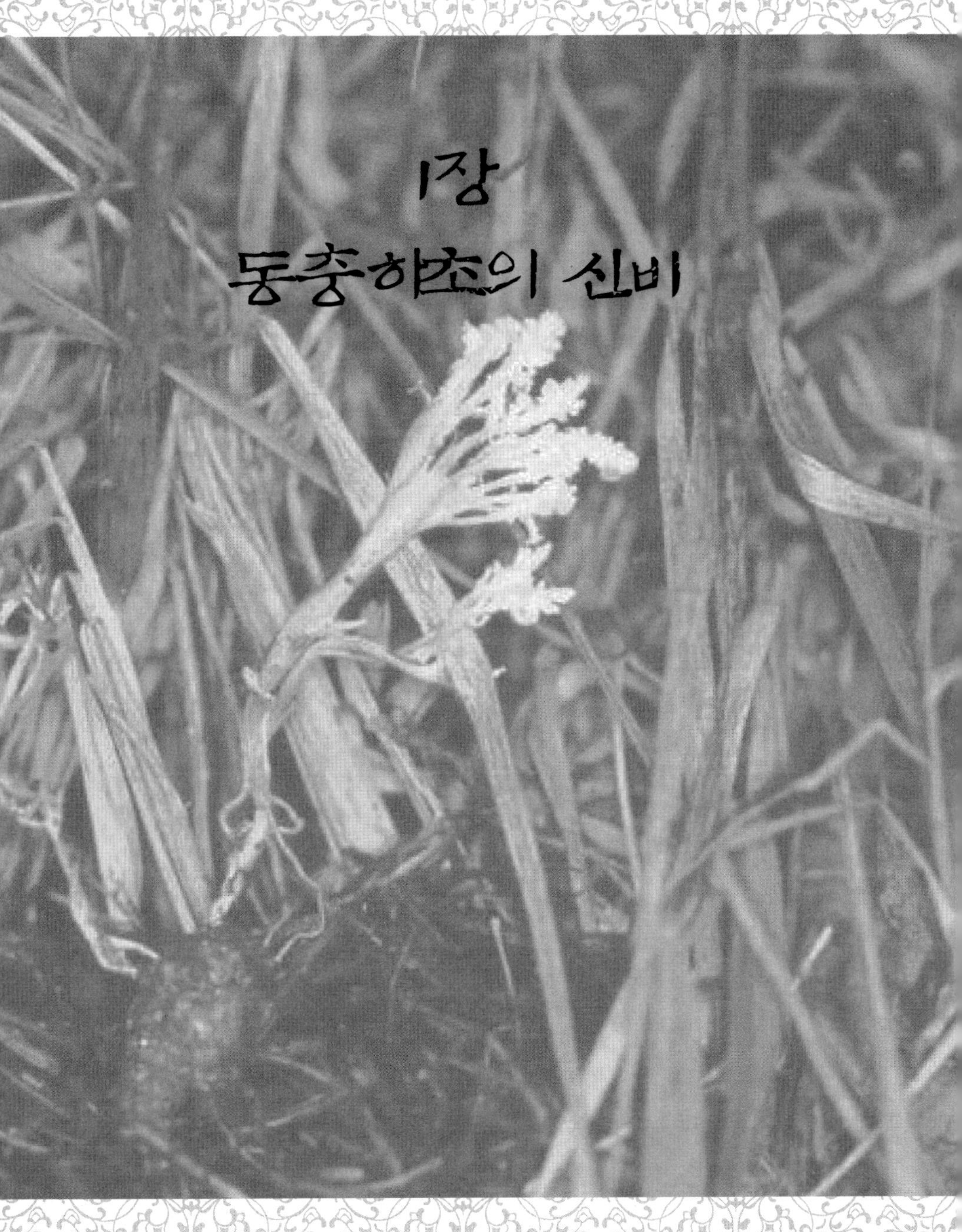
1장
동충하초의 신비

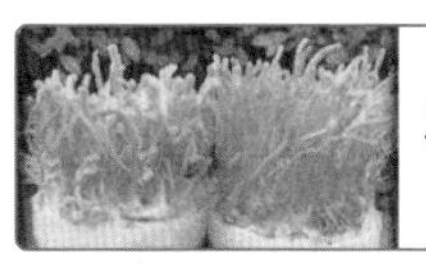

진시황, 양귀비, 등소평도 복용했던 동충하초

동물과 식물의 특성을 함께 지닌 동충하초

중국에서는 예부터 동충하초(冬蟲夏草, Cordyceps, Vegetable wasp, Plant worm)가 불로장생, 강장강정의 비약으로 알려져 왔다. 중국의 진시황이나 양귀비는 오래 살고 예뻐지려는 생각으로 애용했다는 전설이 있고 '죽어도 죽지 않고 깨어 있으려는 염원'에서 기원전 3000년경 왕의 무덤에 동충하초 모양의 부장품을 옥석으로 만들어 시신과 함께 묻었다는 전설도 있다.

동충하초(vegetable wasp, plant worm)란 이름으로 처음 서양에 알려지게 된 것은 1726년경 프랑스의 한 선교사가 '줄기 모양의 식물이 자라고 있는 벌레'에 대해서 보고하면서부터이다.

당시에는 동충하초가 '겨울에는 벌레로 있다가 여름이 되면 식물로 변하는 것이 아닌가? 벌레로 보이는 식물은 아닌가? 벌레가 식물에 부착한 것은 아닌가?' 등 여러 가지로 생각했었지만 오늘날에는 동충하초균(cordyceps)이 기주 곤충의 몸에 침입하여 긴 버섯(stroma)이 만들어진 것을 동충하초라고 알게 되었다.

즉 동충하초는 중국, 네팔 등 해발 3,000~5,000m의 고산지대에 살고 있는 박쥐나방(편복아: 蝙蝠蛾, *Hepialus armoricanus Oberthur*) 유충을 기주로 하여 발생하는 버섯(*Cordyceps sinensis Sacc*)에 붙여진 이름이지만 오늘날에는 모든 곤충과 거미 또는 일부 균류에 기생하는 버섯을 모두 동충하초라 부르고 있다.

동충하초는 곰팡이의 일종인 동충하초균이 곤충의 피부를 뚫고 몸속으로 들어가 영양분을 탈취하면서 몸속에서 균사로 온통 번식하게 되면 곤충은 더 이상 견디지 못하고 죽게 되고, 시간이 지나면 죽은 곤충은 점차 딱딱하게 굳어진다. 자연상태에서는 이 시기가 온도가 낮은 겨울철이므로 동충하초균에 감염되어 죽은 곤충은 썩지 않고 미라처럼 되어 겨울을 나게 된다.

봄을 거쳐 여름이 되어 온도와 습도가 높아지게 되면 땅속에 묻혀 있던 죽은 곤충의 몸속에서 자실체(子實體, 버섯)가 싹이 트고 땅밖으로 고유의 버섯이 돋아나오게 된다. 이것을 잘 관찰해보면 땅속에 묻힌 죽은 곤충과 땅 위의 버섯이 붙어 있는 것을 볼 수 있는데 이 죽은 곤충과 버섯을 합쳐서 동충하초라고 부른다.

동충하초의 종류는 전세계적으로 약 300여 종이 있으며 거의 모든 종이 곤충에 기생한다. 기주 곤충으로는 매미, 나비, 개미, 벌, 잠자리, 딱정벌레 등이 있다. 그런데 기주 곤충이 정해져 있는 버섯이 있는가 하면 여러 종류의 곤충에 발생하는 버섯도 있다.

예를 들면 중국동충하초 '코디셉스 시넨시스'는 박쥐나방과의 유충에만 기생하는가 하면, 눈꽃동충하초(등록된 종균명: *Paecilomyces japonica*, 학명: *Paecilomyces tenuipes*)는 나비목에 속하는 여러 곤충류의 유충, 번데기, 나방에 기생한다.

동충하초의 발생은 절대적으로 곤충의 서식과 밀접한 관계에 있다. 중국, 티베트, 네팔 등 해발 3,000~5,000m의 높은 고산지역에는 박쥐나방이 서식하고 있는데 이 곤충에만 기생하는 동충하초가 곧 '코디셉스 시넨시스'이다. 이와 같이 고산지역에서만 발생하는 동충하초가 있는가 하면, 노린재동충하초(*Cordyceps nutans*)는 도시에서 멀지 않은 야산에서도 찾아볼 수가 있다.

우리 주위에도 이처럼 동충하초가 있긴 하지만 발견하기는 쉽지 않다. 이것은 버섯의 크기가 매우 작아서도 그렇지만 서식 환경이 매우 까다롭기 때문이다. 즉 동충하초는 공기가 맑고 습도가 높은 계곡 주변에 활엽수림으로 적당히 그늘이 지고 낙엽층이 약간 있는 부식토를 좋아한다.

보통 동충하초는 계곡 주변의 땅 위에서 발견된다. 그러나 딱정벌레나 나방의 성충 및 유충을 기주로 하는 동충하초는 나뭇가지 속에서 발견되기도 하고 거미, 개미, 잠자리 등에 기생하는 동충하초는 나뭇가지나 나뭇잎 등에서 채취된다.

동충하초는 동물인 곤충과 식물인 버섯을 동시에 가지고 있으므로 보는 관점에 따라서는 동물일 수도 있고 식물일 수도 있겠으나 분류학적으로는 식물에 속한다.

완전균류의 대표적인 동충하초인 코디셉스 시넨시스의 분류학적 위치는 자낭균아문(Ascomicotina) 맥각균과(Clavicipitaceae) 코디셉스속(Cordyceps)의 종(sinensis)이고, 불완전균류의 대표적인 동충하초인 눈꽃동충하초는 불완전균아문(Deuteromycotina) 하이포미세스강(Hyphomycetes) 페시로마이세스속(Paecilomyces)의 종(tenuipes)으로 분류된다.

동충하초는 버섯의 일종이다. 버섯은 곰팡이의 자실체(子實體) 또는 곰팡이 포자에서 나온 번식기관으로서 체제상 번식기를 가진 '머리' 부분과 이를 지지하는 '자루' 부분, 그리고 기주의 세 부분으로 되어 있다. 그러나 보통 머리와 자루부분인 자실체(자좌: 子座)를 버섯이라고 하기도 한다.

버섯의 형태는 땅 위에 나와 있는 자실체의 모양을 보고 형태학적으로 분류하는데 구형, 면봉형, 곤봉형, 주발형, 피침형, 산호형,

돌기형, 타원형, 눈꽃형, 국수형 등이 있다. 버섯의 크기는 종류에 따라 단 몇 mm에서부터 10cm 이상 되는 것이 있고 색깔은 붉은색, 노란색, 자주색, 초록색, 검은색, 흰색, 주황색, 올리브색 등이 있다.

등소평이 상복했다는 중국의 동충하초(코디셉스 시넨시스, *Cordyceps sinensis*)는 박쥐나방 충체의 머리부위로부터 길게 나온 자실체가 충체와 서로 붙어 있으며, 충체는 누에와 비슷하고 길이는 3~5cm, 지름은 3~8mm이다. 바깥 면은 짙은 황색과 황갈색으로 20~30개의 마디가 있고 머리 쪽은 마디가 가늘며, 머리는 홍갈색이고 다리는 8쌍으로 몸통 가운데의 4쌍은 뚜렷하다.

충체의 몸은 부스러지기 쉽고 쉽게 꺾이며 꺾인 면은 평탄하고 엷은 황백색이다. 자실체는 가늘고 긴 원주형으로 길이가 4~7cm, 지름이 3mm 정도이며, 바깥 면은 짙은 갈색과 흑갈색으로 가늘고 작은 세로 주름이 있고 위쪽은 조금 불룩하다. 질은 부드러우면서 질기고 자른 면은 유백색이다. 비린 냄새가 조금 나고 맛은 조금 쓴 것이 특징이다.

이것은 고산지대에서만 자연산으로서 채취되고 있으며 채취량은 연간 약 20여 톤 정도이다. 따라서 수요에 비해 극히 적은 양이므로 값이 비쌀 뿐 아니라 특히 가짜가 많아 중국을 여행하는 사람들이 진품 동충하초에 대하여 잘 알지 못하므로 주로 가짜 동충하초를 사가지고 오는 경우가 허다하다.

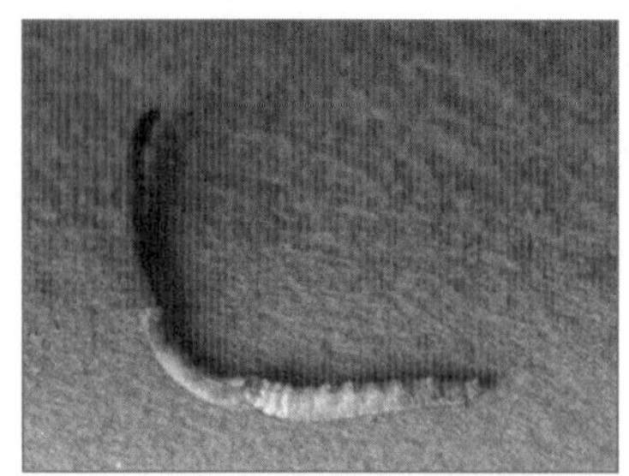

[그림 1] 중국산 진품 동충하초
(중국 생산지에서 채취 직후의 버섯)

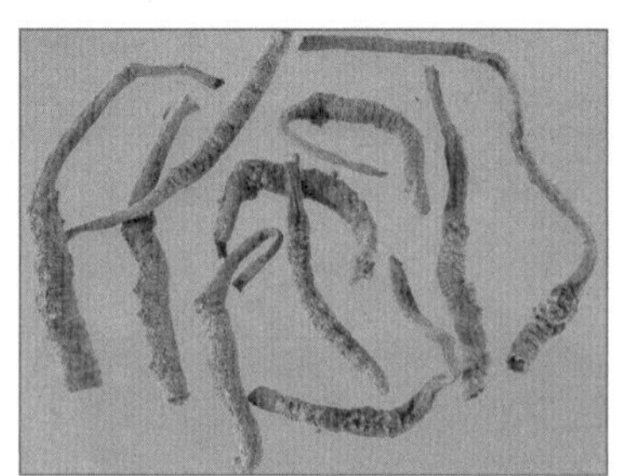

[그림 2] 중국산 진품 동충하초
(중국 약재시장 판매품)

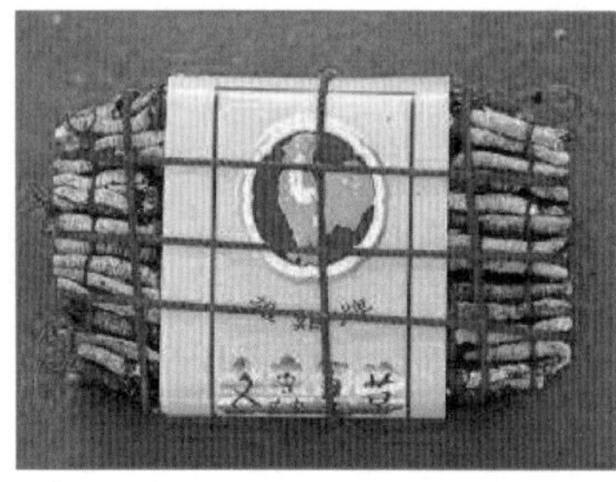

[그림 3] 중국산 가짜 모조품 동충하초
(한국 약재시장에 유통되는 것)

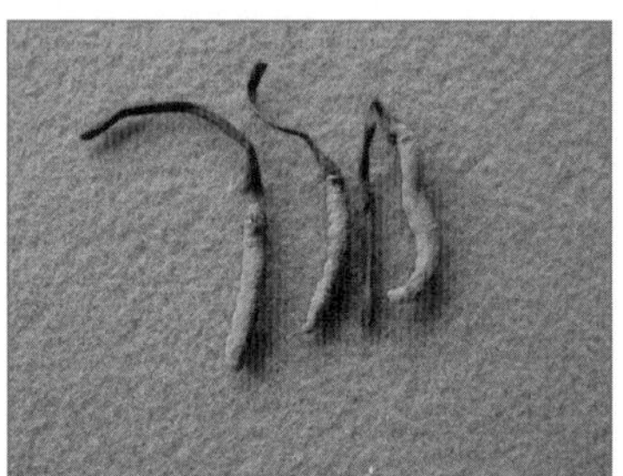

[그림 4] 중국산 가짜 모조품 동충하초
(중국 약재시장에 유통되는 것)

동충하초의 맛과 성분

동충하초의 맛과 성질에 관한 고의서의 기록을 보면 《본초종신(本草從新)》에는 달(甘)고 따뜻(溫)하며, 《본초재신(本草再新)》에는 약간 독(毒)이 있으며, 《청해약재(靑海藥材)》에는 달(甘酸)고 순(平)하며 향(香)이 있다고 기록되어 있다.

동충하초에는 수분 10.8%, 지방 8.4%, 조단백질 25~32%, 탄수화물 23.9%, 조섬유 18.5%, 조회분 4.1%가 함유되어 있으며, 발린(valine) 등 8종의 필수아미노산을 포함하여 17종의 각종 아미노산이 들어 있다.

또한 약리작용을 나타내는 유효활성물질로는 아주 미량의 코디셉핀(cordycepin), 7.6%의 만니톨(D-mannitol), 11.2%의 다당체(polysaccharide)가 있다. 핵산물질의 일종인 코디셉핀은 퀴닉산(quinic acid)의 이성체로서 항암작용에 관여한다고 한다.

동충하초는 여러 병에 효과적이다

동충하초의 약리작용으로는 항균작용(포도상구균, 연쇄상구균, 비저간균, 저혈성폐혈증간균, 탄저간균, 결핵간균, 폐렴구균 등의 억제효과)이 강하고, 중추신경계작용(진정작용, 항경련작용), 호흡계통작용(기관지천식, 거담작용), 심장혈관작용(심장박동 완만작용, 콜레스테롤 저하작용, 산소결핍 내구작용), 항암작용, 면역증강작용, 항피로작용, 항노화작용 등이 있다.

동충하초는 고혈압, 고지혈증 치료에 효과가 있으며 황달, 복수가 없어지고 부었던 간과 비장이 원상태로 회복되는 등 만성간염,

간경화 등에 좋다. 또한 만성신장염에 효과가 있으며 감기 및 호흡기질환의 발생이 감소하고 기침, 가래, 이명 등에 효과가 있고 치매, 성기능장애 및 탈모증 치료에도 효과가 있다고 한다.

또 폐암과 전립선암 치료에 좋으며 방사선 치료나 화학적 치료 후의 독이나 부작용을 경감시키는 효과가 있다.

성기능을 증강시키는 동충하초

예로부터 중국 사람들은 동충하초를 불로장생의 비약으로 여겨 왔으며 강장강정제로 사용하였다. 중국의 의서인 《본초종신》에 의하면, 동충하초는 보폐익신(補肺益腎)이라 하여 신장에 좋다고 기록되어 있다.

신장이 나쁘면 신장염, 전립선염, 당뇨병 등에 걸리기 쉽고 항상 피로감을 호소할 뿐 아니라 다리에 힘이 없어 후들거리기도 한다. 남자는 조루증세가 나타나고 여자는 월경불순의 원인이 되기도 한다. 여기에서 신장이라 함은 콩팥만을 의미하는 것이 아니라 생식기도 포함하므로 성기능 증강에 도움이 된다는 뜻이다.

소변을 볼 때 발아래 뚝뚝 떨어지는 남자치고 정력이 강한 사람은 거의 없다. 당뇨병, 전립선염 등과 같은 질환을 갖고 있는 경우에도 이와 같은 현상이 나타나지만 특히 신장의 기능이 약하면 성기능이 저하되므로 이런 사람들이 보양제인 동충하초를 복용할 경우 성기능이 개선되어 정력이 강해질 수 있다.

중국에서 성기능 저하에 대한 동충하초 투여결과 약 64% 정도가 증강되었다는 기록이 있다.

현대판 '불로초' 대량생산

– 농촌진흥청 버섯 '동충하초' 인공재배 성공

◎ 암·결핵 등 치료에 탁월…… 중(中) 등소평 애용

항암과 피로회복 효과가 뛰어나 중국 지도자 등소평이 작고하기 전까지 상시 복용한 것으로 알려진 버섯류 '동충하초'가 국내에서 대량생산될 전망이다.

농촌진흥청 잠사곤충연구소 조세연 박사팀은 3년간의 연구 끝에 누에에 동충하초균을 접종, 이 버섯을 대량생산하는 기술을 개발했다고 7일 발표했다. 동충하초는 암, 결핵, 황달 등의 치료와 피로회복 등에 뛰어난 효과를 가졌으나 살아 있는 곤충의 몸속에서 자라는 특성 때문에 자연 상태에서는 대량생산이 어려웠다.

그러나 이번에 조 박사팀이 누에를 이용한 인공생산에 성공함으로써 일반인들이 인공약재가 아닌 자연건강식품을 이용한 난치병 치료를 기대할 수 있게 됐으며, 양잠농가의 소득향상에도 큰 도움이 될 것으로 전망되고 있다.

농촌진흥청은 서울대 천연물과학연구소와 공동으로 인공생산된 동충하초의 효과를 동물실험한 결과 상당한 정도의 항암, 면역력 증강 등의 효과가 입증됐다고 밝혔다.

〈국민일보〉

[메디컬 푸드]

버섯

알프스를 누비며 천하를 호령하던 나폴레옹은 매일 서너 시간만 자고도 늘 힘이 넘칠 만큼 건강했다. 그의 건강비결 중 하나로 버섯이 꼽힌다. 나폴레옹은 식탁에 버섯요리가 오르지 않으면 짜증을 냈을 정도로 버섯을 무척 좋아했다고 한다.

동양의 의서《신농본초경》에는 표고버섯은 눈을 밝게 하고, 신경을 안정시키며 천식을 치료하고 뼈와 내부 장기를 보호한다고 적혀 있다.《봉황록》에서는 늙은 뽕나무에 달린 황색버섯(상황버섯)은 죽은 사람을 살리는 불로초라고까지 극찬하고 있다.

이렇듯 동서양을 막론하고 오래 전부터 건강식품으로 주목받던 버섯은 실제 항암, 항바이러스 효과가 뛰어난 식품으로 밝혀졌다. 버섯은 인체의 자연치유력을 높여 각종 성인병과 암을 예방하며 피로회복 및 스트레스 해소에도 도움이 된다.

특이한 생장조건으로는 동충하초를 따라갈 버섯이 없다. 겨우내 곤충의 몸속에서 영양분을 흡수한 포자가 여름에 죽은 곤충의 몸에 버섯을 만드는 동충하초는 예부터 인삼, 녹용과 함께 중국의 3대 한방제로 쓰인다. 불로장생·영양강장의 비약으로 전해지는 동충하초는 특히 강장효과가 뛰어나다. 히로시마 아시안게임에서 세계신기록을 쏟아낸 중국 육상선수팀이 복용했다고 하여 화제가 되기도 했다.

그러나 무조건 귀하고 비싼 버섯만 몸에 이로운 것은 아니다. 식탁에 자주 오르는 느타리, 표고, 팽이버섯 또한 이에 뒤지지 않는 효능을 자랑한다. 특히 고기와 함께 구워먹으면 감칠맛이 더욱 돋보이는 팽이버섯은 고단백질을 비롯해 아미노산, 탄수화물, 섬유소 등이 풍부하다.

〈문화일보〉

가짜 동충하초 조심하세요

국내 동충하초 시장이 흔들리고 있다. 중국에서 들어온 값싼, 죽은 번데기로 만든 유사 동충하초가 시장에 범람하면서 국내 양잠농가들의 수익기반을 위협하고 있는 것이다.

실물을 두고 비교해 본다면 국산과 중국산 번데기를 이용해 만든 동충하초를 구별하는 것은 그렇게 어렵지는 않다. 그러나 유사 동충하초는 국산에 비해 생산비가 5분의 1 가격밖에 나가지 않기 때문에 교묘하게 국산으로 위장, 비슷한 가격을 받으며 유통되고 있는 것이다.

업계에 따르면 현재 약재시장에서 유통되고 있는 동충하초의 5분의 4는 중국산 번데기를 이용한 유사 동충하초라고 추산된다.

동충하초는 지난 1998년 농촌진흥청 잠사곤충연구소 조세연(趙世衍) 박사팀이 살아 있는 누에를 이용한 '누에동충하초'를 개발하면서 본격적인 판매가 시작됐다. 3년여의 기간과 30여억원의 연구비가 투입된 이 동충하초는 살아 있는 누에에 '패실로마이세스 자포니카'라는 균을 주입하고 인위적으로 온도와 습도를 조절해 키워진 것이다.

국내와 미국에서 특허등록했으며 식품의약품안전청으로부터 안정성을 입증받은 이 제품은 항암 및 노화방지 등의 효능과 함께 최근에는 에이즈 억제기능이 밝혀지면서 주목을 받고 있다.

그러나 건강식품으로 동충하초가 큰 인기를 끌자 최근 일부에서 가짜를 만들기 시작했다. 중국으로부터 사료용으로 들어온 죽은 번데기를 이용, '패실로마이세스 자포니카'가 아닌 다른 균을 뿌려 비닐하우스 등에서 만든 동충하초가 진품 누에동충하초인 양 판매된 것이다. 이 가운데는 농약을 뿌려 속성으로 재배한 것도 있어 국민들의 건강마저 위협하고 있는 실정이다.

현재 국내 누에동충하초 제품의 유통은 (주)동충하초(대표 방진남(房珍南))가 맡고 있다. 1999년 8월에 설립된 이 회사는 (사)대한잠사회로부터 독점판매권을 획득했다. 이 사업은 농촌진흥청에서 기술개발을, 대한잠사회에서 전국잠업농가와 계약재배를 하여 수매, 관리를 책임지고 있는데 연간 20여억원의 시장에 650여 농가가 재배에 참여중이다.

동충하초의 개발은 국내 양잠농가에 큰 힘을 주었다. 지속적으로 감소, 1990년대 말 500여 개까지 줄었던 양잠농가가 누에동충하초 재배 성공으로 다시 2,000여 개로 늘었다. 특히 최근에는 드링크제나 술 등으로 만들어진 2차 가공품이 개발돼 농가 수입에 많은 보탬을 줌은 물론 동충하초의 대중화에 이바지하고 있다.

(주)동충하초의 방 사장은 "현재로는 유사 동충하초가 특허를 받은 누에동충하초로 둔갑을 하는 것을 막는 것이 제일 중요하다"며 "드링크제 이외에 좀더 다양한 제품을 개발, 농가소득 향상 및 국민 건강향상에 도움이 되게 하겠다"고 포부를 밝혔다.

〈서울경제〉

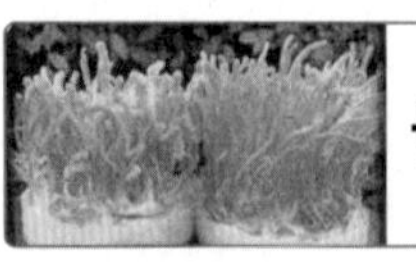

불로장생의 비약, 누에동충하초

누에의 일생

누에는 뽕잎을 먹고 자라며 실을 토하여 고치를 짓는 나비목 (Lepidoptera)에 속하는 곤충으로서 인류에게 아름다운 비단옷을 제공해 온 하늘 아래 가장 이로운 벌레이다. 그래서 누에를 한문으로 蠶(잠)이라고 쓰고 약자로는 蚕(하늘 천 아래 벌레 충)으로 쓰지 않나 생각된다.

누에는 알(란: 卵), 애벌레(유충: 幼蟲), 번데기(용: 蛹), 나방(아: 蛾)의 4단계를 거치는 완전 탈바꿈하는 곤충이며, 알로서 겨울을 나고 봄이 되어 뽕나무에서 뽕잎이 피면 알에서 애벌레가 나와 뽕잎을 먹고 자란다.

애벌레는 자라면서 4번의 허물을 벗고 몸무게는 약 1만 배로 늘어나며, 24일 정도 뽕잎을 먹게 되면 입에서 실을 토하여 고치를 짓는다. 보통 백색의 고치를 짓고 난 누에는 고치 속에서 번데기로 변하고 7일 이상 지나면 번데기는 다시 나방이 되어 고치를 뚫고 나와 암컷과 수컷 나방이 서로 짝짓기를 하여 약 500개 정도의 알을 낳고서 일생을 마치게 된다.

실크(비단)는 누에가 만들어놓은 백색의 고치를 풀어서 실로 짜

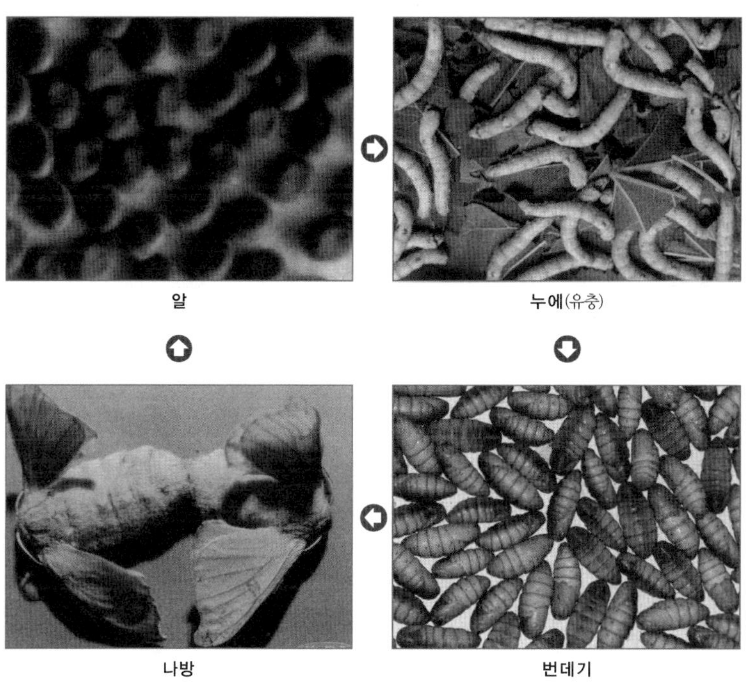

[그림 5] 누에의 일생

놓은 옷감으로서 부드러워 촉감이 좋고 가볍고 따뜻하여 모든 사람이 제일 좋아하는 이유가 여기에 있다.

탁월한 약효가 있는 누에동충하초

누에동충하초(Silkworm-dongchunghacho)는 살아 있는 큰누에의 몸에 눈꽃동충하초균(Paecilomyces tenuipes)을 뿌려 번데기에서 버섯이 나오도록 인공적으로 생산한 버섯을 말한다.

몇 가지 특징을 보면 첫째는 살아 있는 누에 표피에 동충하초균을 뿌려 자연산처럼 자연적인 감염을 유도한 후 감염번데기로부터 자실체인 버섯이 나오도록 재배되는 특허기술(한국 특허등록: 1999년 1월, 미국 특허등록: 1999년 8월, 일본 특허등록: 2001년 11월)인 점, 둘째는 버섯과 숙주인 감염번데기(결합체)를 함께 사용한다는 점이다.

셋째는 종자산업법에 따라 품종명은 '누에동충하초'로, 작물명은 '눈꽃동충하초'로 등록되어 있고 식품의 원료로 사용이 가능하도록 식품공전에 등재되어(1998년 7월 10일) 법적인 보호를 받고 있다는 점이다. 예를 들면 현재로서는 중국산 동충하초(*C. sinensis*) 등과 같은 동충하초를 우리나라에서 식품원료로 사용한다면 위법이

되어 법적인 처벌을 받을 수 있다는 것이다.

넷째는 농림축산물 품질인증 대상품목으로 농림부 장관의 승인(고시 제1999-88호)을 받아 철저한 품질관리가 이루어짐으로써 소비자들이 안심하고 이용할 수 있다는 점이다. 마지막으로 중요한 특징이라면 누에동충하초가 뛰어난 약리적 효능을 가지고 있다는 점이다.

누에동충하초의 약효능에 관한 동물실험 결과를 보면 항암효과, 면역력 증강효과, 항피로 효과, 항스트레스 효과, 항노화 효과, 간보호작용 등의 탁월한 효과가 있으며 또한 실제로 누에동충하초를 복용한 사람들의 이야기를 들어보면 이들 약효능 외에도 만성기침, 가래, 당뇨 등의 질환에도 효과가 있다고 한다.

우리 식탁에 자주 오르는 느타리버섯의 경우는 자실체인 버섯만을 이용하므로 버섯이 자라는 배지가 비록 짚이나 솜이라 할지라도 식용으로는 전혀 문제가 없지만 동충하초의 경우는 버섯뿐만 아니라 기주인 곤충을 다함께 먹기 때문에 특히 기주인 곤충은 생산과 유통과정에서 아주 깨끗하고 오염되지 않도록 해야 한다.

따라서 누에동충하초는 기주가 되는 누에가 농약, 공해 등에 오염되지 않은 깨끗한 뽕잎만을 먹고 크기 때문에 누에에서 나온 동충하초버섯은 무농약 저공해식품이라 할 수 있다.

농촌진흥청에서 개발한 누에동충하초 중 1998년부터 공급되고 있는 종균은 분류학상 불완전균류 페시로마이세스속의 눈꽃동충하초라는 균이며 학명으로는 *Paecilomyces tenuipes*이다.

눈꽃동충하초의 특징을 살펴보면 이 균은 나비목 곤충의 번데기, 유충 또는 성충에 기생하고 1.5~4.7cm 크기의 자실체가 숙주의 표피에 수지상(樹枝狀) 모양으로 1~20개 정도 발생한다. 백색의 분생포자가 자실체의 결실부에 나생(裸生)하는 것이 특징이다.

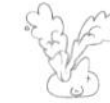 ## 눈꽃동충하초(*Paecilomyces tenuipes, P. japonica*)

- 나비목 곤충의 번데기, 유충 또는 성충에 기생
- 1~20개의 자실체를 형성하며 수지상(樹枝狀)
- 백색의 분생포자가 결실부에 나생(裸生)
- 길이: 1.5~4.7cm

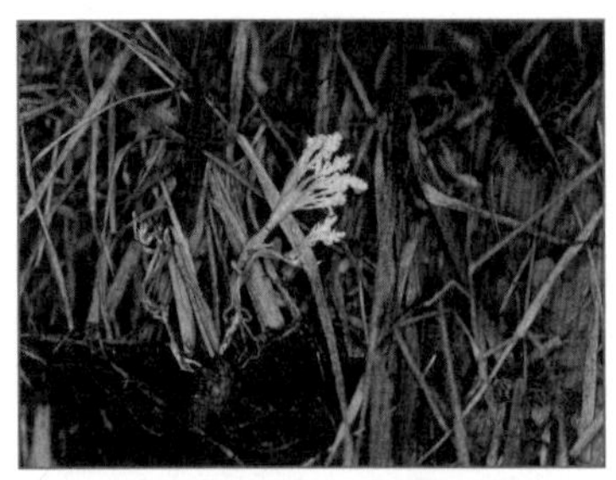

[그림 6] 야생 눈꽃동충하초

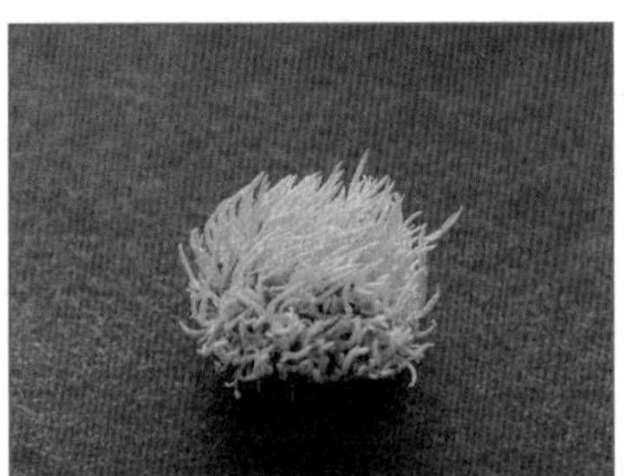

[그림 7] 인공생산 눈꽃동충하초
(누에동충하초)

누에동충하초의 화학적 성분을 보면 수분 7.0%, 조단백질 60.9%, 조지방 2.4%, 회분 6.4% 등으로 구성되어 있고 단백질 중에는 우리 몸에 없어서는 안 될 필수아미노산 8종을 비롯하여 모두 17종의 아미노산이 들어 있다.

아미노산 함량 중 글루탐산, 아스파르트산, 타이로신, 프로라인 등의 순으로 많이 들어 있고 그 다음이 아르기닌, 라이신, 알라닌, 글라이신 등이 많은 것으로 나타났다.

식품개발연구원 보고에 의하면, 알라닌은 알코올대사를 촉진하여 숙취해소와 간기능 보호에 좋은 효과가 있으며 또한 혈중 콜레스테롤 저하와 고혈압, 뇌졸중 예방에도 좋다고 한다. 글라이신, 타이로신은 치매 및 파킨슨병 예방에 효과가 있다.

또한 야맹증에 좋다는 비타민 A가 1,540mg/100g 들어 있고 뼈를 튼튼히 하는 데 필요한 칼슘(Ca)이 무려 129.1mg/100g 정도 들어 있다는 것이 특징이다.

동충하초에 함유되어 있는 생리활성물질 중 '코디세픽산'은 만니톨(D-mannitol)이란 물질로서 약 7% 정도 들어 있는데, 혈액 속에 들어가 순환하면서 머리의 내압을 내리고 뇌수종을 경감시키며

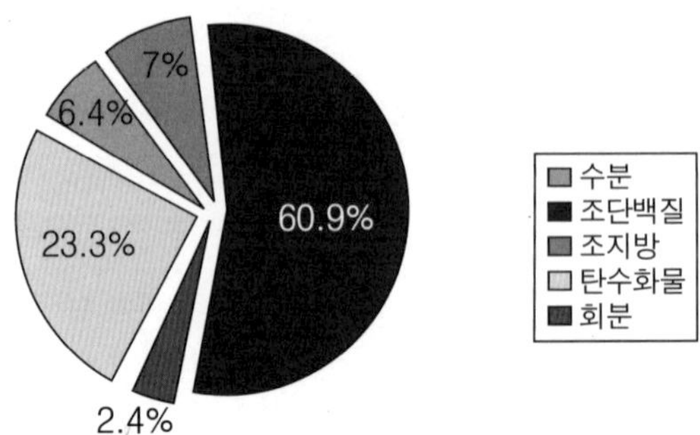

[그림 8] 누에동충하초의 화학적 성분

또한 눈의 내압을 내리는 작용과 이뇨작용 등을 하며 특히 항암작용과 면역증강작용이 뛰어나다.

또 6.1% 정도 함유된 다당체(Polysaccharide)는 질병으로부터 인체를 방어하는 데 대단히 중요한 역할을 하는 물질로서 면역력을 증가시키고 심장과 간장을 지키며 암을 억제하거나 노화방지 및 항피로작용에 관여한다.

또한 0.075% 정도 들어 있는 스테로이드계통의 에르고스테롤(Ergosterol)은 면역증강작용과 항피로 효과가 뛰어나다.

[**표 1_** 누에동충하초의 아미노산 조성]

종류	함량	비고	종류	함량	비고
cystine	0.389	비필수	leucine	1.872	필수
methionine	0.280	필수	iso-leucine	0.836	필수
aspartic acid	3.254	비필수	tyrosine	3.245	비필수
threonine	1.725	필수	phenylalanine	1.481	필수
serine	1.703	비필수	lysine	2.102	필수
glutamic acid	4.292	비필수	histidine	1.132	필수
glycine	1.753	비필수	arginine	2.717	비필수
alanine	2.058	비필수	proline	4.080	비필수
valine	1.379	필수			

동충하초, 약 원료로 뜬다

살아 있는 누에에 액체 상태의 동충하초 종균을 뿌려 키운 동충하초가 면역증강, 간기능 회복, 고혈압·에이즈 치료 등에 뛰어난 효과를 보여 의약품 및 기능성 식품 원료로 잇따라 승인을 받게 될 것으로 보인다. 농촌진흥청 농업과학기술원 잠사곤충부는 누에동충하초(*P. japonica*)를 식품 원료로 승인받은 데 이어, 한약재 원료로 승인받기 위해 최근 경희대 한의대 최호영 교수팀과 공동으로 간기능 및 근육피로 회복효능에 대한 임상시험에 들어갔다.

누에동충하초 가루에 대해선 이미 임상시험을 통해 우수한 효능을 검증받았으며, 이번에는 다려 먹었을 때의 효능을 보기 위한 것. 가루로 만든 캡슐 제품은 1개월 복용시 운동으로 발생하는 젖산의 혈중농도를 30~40% 떨어뜨려 근육피로 회복을 촉진, 농진청과 대한잠사회가 월드컵 축구팀에 제공하기도 했다.

잠사곤충부의 지상덕 병해충연구실장은 "임상시험 결과를 취합해 내년 상반기 중 식품의약품안전청에 한약재 원료로 승인신청할 방침이다"고 말하고, "누에동충하초를 먹은 당뇨, 기관지·천식 환자에게서 상당한 치료효과가 나타나 내년 동물실험에 들어갈 계획이다"고 소개했다.

지 실장은 또 "혈압을 낮춰주는 효과가 있는 애매미유충동충하초, 에이즈 바이러스(HIV) 억제물질 2종을 함유한 J300동충하초에 대해선 식품 원료 승인신청을 준비중이다"고 덧붙였다.

▲ 동충하초(冬蟲夏草)란 = 곰팡이의 일종인 동충하초균이 살아 있는 곤충의 몸속으로 들어가 곤충을 죽이면서 발육·증식하는 약용버섯. 겨울에는 곤충 상태로 있다가 여름이 되면 버섯이 된다는 뜻에서 붙여진 이름이다.

중국의 고의서인《본초강목》 등에 신장·폐질환 치료, 허약체질 강화, 면역력 증강에 뛰어난 효과가 있다고 기록돼 있다. 원조격인 중국동충하초(*C. sinensis*)는 티베트의 해발 3,000m 지역에 서식하는 박쥐나방 유충을 기주로 발생하며, 정치 지도자 덩샤오핑(鄧小平)과 여자 육상선수단인 마군단이 복용해 유명해졌다.

누에동충하초는 농진청 병해충연구실이 300여 종의 동충하초 중 살아 있는 누에에 접종, 대량생산하는 기술을 개발해 특허출원했다. 국내 생산량은 15톤 정도. 그러나 시중에 유통되는 동충하초는 대부분 중국산 죽은 번데기에 같은 종균(*P. japonica*)을 접종해 키운 유사 누에동충하초가 장악하고 있다. 낮은 생산원가를 무기로 국내 시장의 90% 가량을 장악하고 있는 것으로 추산된다.

▲ 고혈압·에이즈 치료효과도 = 지상덕 실장은 살아 있는 누에를 이용해 애매미유충눈꽃동충하초(*Isariasinclairii*)를 대량생산하는 기술도 개발, 특허출원했다. 아주대 의대가 선천성 고혈압 쥐에 2주간 이 동충하초를 투여(몸무게 kg당 10mg)한 결과, 수축기 혈압이 161mmHg서 정상 수준인 110mmHg로 떨어졌다. 특히 고혈압 쥐에서만 선택적으로 혈압이 떨어지고 심박동수 감소, 맥압 증가 등 이상적인 혈압강하 양상을 보였다.

지난해 특허출원한 J300동충하초에선 항에이즈 바이러스(HIV) 물질 2종이 확인돼 우선 식품 원료로 승인신청할 계획이다. 세포실험 결과 이들 에이즈 바이러스의 활동을 억제한 뒤 점진적으로 사멸시키는 것으로 나타나, 미국 국립암연구소(NCI) 출신의 송성규 교수(한동대 생의약연구소)팀과 공동으로 치료제 개발도 추진하고 있다. 제약회사 등에서 에이즈 치료보조 건강보조식품으로 상품화, 동남아·아프리카 등에 수출하는 방안을 추진중인 것으로 알려졌다.

〈서울경제〉

누에동충하초 먹고 월드컵 16강 이루길

– 농진청·잠사회, 대표팀에 전달

"신비의 명약(名藥)인 '누에동충하초'로 월드컵 16강을."

우리 축구 국가대표팀이 누에동충하초를 먹고 월드컵 경기에 나선다.

농촌진흥청과 대한잠사회는 24일 누에동충하초 캡슐 3만 개(5,000만원 상당)를 정몽준 대한축구협회장에게 전달했다. 원기회복에 탁월한 효과가 있는 동충하초를 먹고 월드컵 16강의 꿈을 이뤄달라는 뜻을 담았다.

동충하초는 살아 있는 곤충에서 나오는 약용버섯. 예부터 불로장생의 명약으로 유명해 중국의 등소평도 복용했다. 특히 이를 먹은 중국 육상팀 선수들이 1993년 세계육상선수권 대회 때부터 세계신기록을 무더기로 세우면서 유명세를 탔다.

중국 선수들은 박쥐나방이라는 곤충에서 나온 동충하초를 먹었지만, 우리 선수들에게 제공된 것은 누에에서 뽑은 동충하초. 그러나 시험결과 두 동충하초의 효과는 비슷했다고 농촌진흥청은 설명했다.

대한축구협회는 앞으로 동충하초를 매끼 두 알씩 선수들의 식단에 올릴 계획이다. 농촌진흥청 지상덕 연구관은 "누에동충하초는 근육피로 물질인 젖산의 분해를 촉진해 피로를 빨리 해소시켜준다"며 "체력이 강한 유럽팀과 상대할 때 효과를 볼 수 있을 것"이라고 말했다.

〈조선일보〉

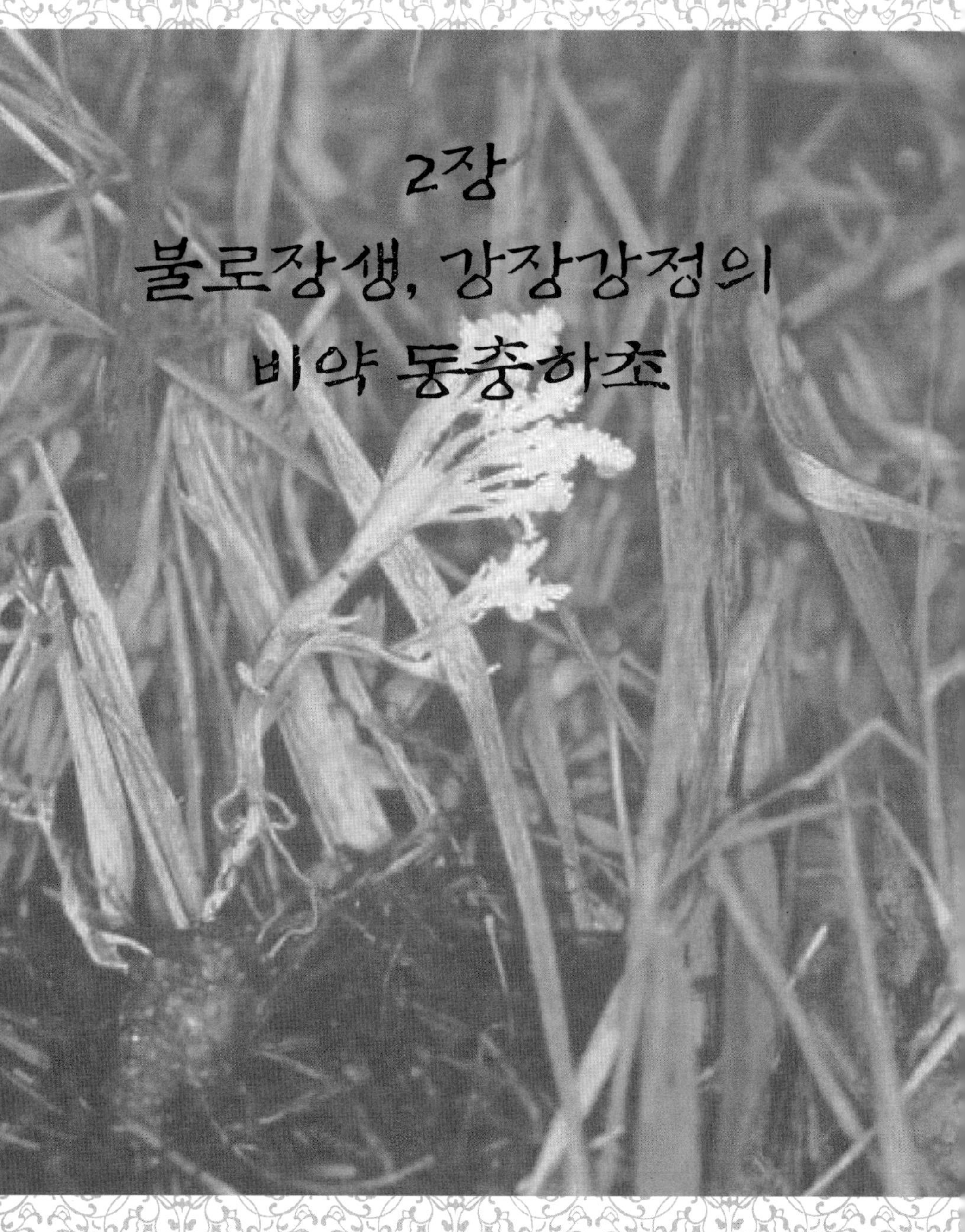2장
불로장생, 강장강정의
비약 동충하초

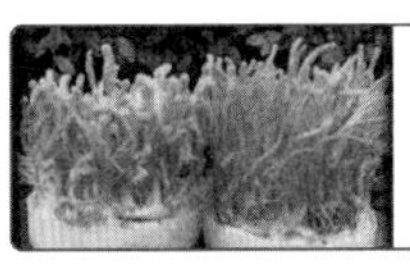

나는 동충하초로 병을 치료했다 ①

의서에서도 격찬한 동충하초의 효능

불로장생, 강장강정의 비약으로 알려진 동충하초에 관한 중국의 역사적인 기록을 보면 기원전 1세기경에 제후(諸侯)들의 무덤에서 동충하초의 화석이 출토되었으며, 1082년에 발간된 《증류본초(證類本草)》에는 동충하초를 선초(蟬草)로 기록하고 있다. 15세기경의 중국 서장성(西臟省)의 의학서적인 《모로보고(母露寶庫)》에서는 동충하초의 맛, 성질, 약효 및 명칭이 소개되어 있다.

1751년의 《본초종신(本草從新)》에는 동충하초의 이름을 정식으로 정하고 다음과 같이 설명하고 있다. "冬蟲夏草補肺, 腎. 甘, 平, 補肺, 益腎, 止血, 化痰, 止勞嗽. 以四川嘉定府所産者最佳…… 冬在土

中, 身活似老蠶, 有毛能動. 夏時毛出土上……”, 즉 “동충하초는 폐와 신장에 좋고 달고 순하며 피를 멎게 하고 담을 삭이며 기침을 그치게 한다. 또한 동충하초는 사천성에서 생산되는 것이 가장 좋으며 겨울에는 땅속에 있고 몸(기주)은 마치 늙은 누에와 유사하고 몸에는 털(균사)이 있어서 여름이 되면 털(버섯)이 땅속에서 나와 버섯이 된다”고 했다.

또 고대 중의학(中醫學)에 따르면, 동충하초는 동물과 식물의 특성을 함께 지니며 음양(陰陽)의 기(氣)를 받은 생물이라 진귀하다 하였다.

동충하초는 약의 성질이 따뜻하고 달고 무독하며 정력과 체력을 강하게 하는 작용이 있다. 주요 작용을 보면 폐결핵, 기침, 마른기침, 가래, 피가 섞인 가래, 빈혈, 각혈, 흉통, 토혈, 노인의 허약성 기침, 하지(下肢)무력증, 성적불능증(성교불능, 생식불능), 유정(遺精), 신장병, 신경쇠약, 신경성 위통, 위경련, 구토, 구역질, 식욕부진 등에 작용한다.

동충하초 효능에 관한 또 다른 기록들을 보면 《약성고(藥性考)》에서는 “비정익기(秘精益氣), 전보명문(專補命門)”이라 하여 정력과 기를 왕성하게 하고 생명의 보약이란 기록이 있고, 《본초강목습유(本草綱目拾遺)》에서는 “동충하초 수십 개를 술에 담아 먹으면 신장이 좋아진다”고 하였다. 《감원소식(柑園小識)》에서는 “술에 동충하초를 몇 개 넣어 추출시켜 먹으면 허리와 무릎아픔이 치료되며 신장이 좋아진다"고 하였다.

또한 현대 중의학(中醫學)에서는 폐결핵, 노쇠에 의한 만성기침, 토혈, 땀(도한: 盜汗)나는 데 좋으며 빈혈허약, 양기부족, 노인의 오한, 코에 땀이 나고 눈물이 많이 나는 증상에도 사용한다고 기록되어 있다.

뿐만 아니라 《운남중초약(雲南中草藥)》에서도 신장을 튼튼히 하며 결핵과 기침을 치료하는 데 이용된다고 하였다.

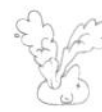 ## 동충하초의 다양한 약리작용

○ **항균작용**

포도상구균, 연쇄상구균, 비저간균, 저혈성폐혈증간균, 탄저간균 등을 억제하며, 특히 결핵간균의 억제작용이 강하고 폐렴구균의 억제효과가 있다.

○ **중추신경계작용**

진정작용, 항경련작용

○ **호흡계통작용**

기관지천식, 거담작용

○ **심장혈관작용**

심장박동 완만작용, 콜레스테롤 저하작용, 산소결핍 내구작용

○ **항암작용**

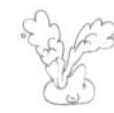 ## 임상사례(중국)

••••▶ 성기능 저하 치료

성기능 저하 환자 159명에게 1일 3회(1회 0.99g 복용) 40일간 동충하초를 복용시킨 결과 64.1%가 성기능이 회복되었다.

••••▶ 관상동맥 심장병 치료

33명의 관상동맥 심장병 환자 및 21명의 심장통증 환자에게 1일 3회(1회 6g 복용) 1주일 내지 4주간 동충하초를 복용시킨 결과 관상동맥 환자 중 14명은 효과가 있었고(42.4%), 심장통증 환자 중에서 통증이 사라진 환자는 11명(심전도검사 양호), 통증이 경감된 환자는 8명이었으며 전혀 효과가 없는 사람은 2명에 불과하였다.

••••▶ 심장 부정맥 치료

277명의 부정맥 환자에게 1일 3회(1회 0.5g 복용) 4주간 복용시

킨 결과 206명(74.4%)이 완치되거나 개선되었다.

••••▶ 고혈압 치료

고혈압 환자 273명에게 동충하초를 1일 3회(1회 1g 복용) 1~ 2개월 복용시킨 결과 수축기 혈압이 정상으로 떨어진 사람이 76.2%가 되었으며 부작용은 없었다.

••••▶ 폐병 치료

30명의 급성 및 만성 폐질환자에게 동충하초를 1일 2~3회(1회 0.5~1.5g 복용) 1~7개월 복용시킨 다음 X-ray 검사결과 24명이 완치되었고 5명은 크게 증상이 개선되었으며 단 1명만이 효과가 없었다.

••••▶ B형 간염 치료

33명의 간염 환자에게 1일 3회(1회 1.25g 복용) 3개월 복용시킨 결과 간장기능이 개선된 환자가 78.6%였다.

••••▶ 간경화 치료

22명의 환자에게 동충하초를 1일 3회(1회 2~3g 복용) 3개월 복용시킨 결과 전환자가 식욕이 개선되었고, 배에 물이 차는 복수

(腹水) 환자 17명 중 12명은 복수가 완전히 없어지고 5명은 감소하였다.

••••▶ 만성 간장질환 치료

28명의 만성간염 환자에게 동충하초를 1일 4.5~6g씩을 2.6개월 복용시킨 결과 전체적으로 면역력이 높아지고 간기능이 크게 개선되었다.

••••▶ 과민성 비염 치료

43명의 환자에게 1일 3회(1회 1.8g 복용) 약 4주간 복용시킨 결과 93.0%가 치료되거나 경과가 양호하였다.

••••▶ 이명(耳鳴) 치료

23명의 환자에게 1일 3회(1회 6g 복용) 약 4주간 복용시킨 결과 환자 90.0%가 치료되었고 급성 환자에게도 약효가 있었다.

••••▶ 악성종양 치료

30명의 환자에게 1일 3회(1회 1.5g 복용) 2개월 복용시킨 결과 28명(93.3%)의 환자가 크게 개선되었다.

[**표 2_** 임상실험 결과 총괄표]

병명	환자수(명)	치료일수	완치, 효과율(%)	비고
성기능 저하	159	40일	64.1	
심장병(관상동맥)	33	4주	90.5	
심장 부정맥	277	4주	74.4	
고혈압	273	1~2개월	76.2	
폐병	30	1~7개월	80.0	
B형 간염	33	3개월	78.6	
간경화	22	3개월	68.0	복수 환자 특효
기관지염	41	3개월	94.2	
당뇨병	29	1~2개월	86.9	
비염	43	4주	93.0	
이명	23	4주	90.0	급성 환자도 유효
악성종양	30	2개월	93.3	면역력 증가

체험사례

체질개선

저는 지금 초등학교 3학년인 아들이 있습니다. 이 아이는 조산아

로서 태어날 때 황달 간염에 걸렸었고 몸이 허약하며 과민성 기관지

염을 앓았습니다.

또 항상 숨이 차고 감기를 달고 지내며 가끔 두통을 호소하기도 합니다. 선천적인 허약체질이라 어린 나이에 고통받는 것을 볼 때마다 가슴이 아프고 눈물이 났습니다.

어느 날 아이가 한밤중에 고열이 나서 황급히 어느 한의원에 가서 진찰을 받으니 체질을 개선하고 면역력을 크게 높일 필요가 있다며 동충하초를 복용할 것을 권하였습니다.

돌아와서 아이에게 동충하초를 먹였고 6개월이 지난 지금 아들은 건강하게 변하였으며 살도 찌고 이전에 가지고 있던 지병인 감기, 천식, 두통 등이 없어졌습니다. 동충하초는 참으로 신기합니다.

– 여성, 34세, 전자회사 직원

••••▶ 허리통증 치료

저는 공무원으로 재직하는 오랫동안 지병으로 허리가 몹시 아팠습니다. 퇴직을 하여 휴양을 하면 나을까 했으나 그렇지가 않았습니다. 병원에 가서 물리치료도 했지만 할 때뿐이고 돌아오면 또 허리통증이 있었습니다.

그러던 중 어느 한의사의 권유로 동충하초를 먹기 시작했습니다. 처음에는 큰 희망을 갖고 있지 않았습니다. 한번 속는 셈 치고 먹어나 보자는 식이었죠.

그런데 약 1개월을 먹었을 때 몸 상태가 크게 개선되었습니다. 3개월이 지나자 허리 아픈 증상이 완전히 없어졌습니다. 저는 너무 신기하여 약간 무거운 것을 들어보았으나 허리가 아프지 않았습니다.

저는 오랫동안 고통받았던 허리병을 동충하초가 고쳤다고 생각합니다. 그래서 하루는 그 한의사 선생을 만났을 때 어떻게 감사를 드려야 할지 모르겠다고 했더니 웃으시며 동충하초를 선물로 주었으면 좋겠다고 말하였습니다.

– 남성, 67세, 퇴직 공무원

••••▶ 감기 치료

1년은 춘하추동 사계절이 있습니다. 그런데 "1년 내내 감기를 앓고 있는 사람이 있다는 이야기를 들어본 적이 있느냐?"고 물으면 "말도 안 되는 소리, 그런 사람이 어디 있어!" 하고 믿으려 하지 않을 것입니다. 하지만 그 사람이 바로 '나' 입니다.

어렸을 적부터 저는 몸이 몹시 허약하였으나 학업을 마치고 직장도 다니게 되었습니다. 하지만 감기만은 지금까지 떨어지지 않고 따라다녔습니다.

어느 날 저는 서점에 들렀을 때 동충하초에 관한 책을 발견했습니다. 그 자리에서 책을 읽다보니 오래된 감기도 고칠 수 있다는 글을 발견하고 그 책을 사서 집으로 와 다 읽어보았습니다. 한마디로 동충하초의 위력은 대단했습니다.

다음날 저는 동충하초를 1병(60알) 샀습니다. 그리고 다 먹고 나니 감기 증세가 많이 개선되었습니다. 그래서 이번에는 120알이 들어 있는 큰 병을 사서 반 정도 먹고 났을 때 감기가 완전히 사라졌다는 것을 알게 되었습니다. 대자연의 조화와 동충하초 만세!

– 남성, 26세, 회사원

••••▶ 당뇨병 치료

저는 매우 건강한 사람이었습니다. 그래서 병원은 가본 적이 없었습니다.

그런데 요즘 들어 몸이 몹시 피곤하고 나른하며 체중이 줄어들어 병원에 가서 진찰을 한 결과 당뇨병에 걸렸다는 것이었습니다. 체중이 70kg이었는데 10kg이나 줄어들고 숨이 차고 모든 일이 힘이 든다는 느낌을 받았습니다. 병원에서 혈당이 떨어지는 약을 조제하여 주었지만 근본적인 치료가 되지 못하였습니다.

어느 날 친구의 권유로 동충하초 알약을 먹게 되었습니다. 효과가 좋다는 말은 들었지만 반신반의하면서 시험 삼아 먹었던 것이죠. 그런데 2주 정도 후에 피로가 없어지고 1개월 후에는 걸음을 걸을 때 숨이 차지 않고 동시에 전신에 힘이 솟았습니다.

3개월 후 병원에 가서 검사를 했는데 의사도 놀라며 혈당치가 많

이 내려갔다고 했습니다. 저는 매우 기뻤습니다. 이처럼 동충하초가
저에게 새로운 삶을 주었습니다.

– 남성, 46세, 회사원

••••▶ 정력증강

저는 무역업을 합니다. 제가 40세가 되던 해에 중동과의 무역을
하는 과정에서 잘못되어 20여 년 잘해 오던 사업이 하루아침에 망하
게 되었습니다. 집 두 채도 팔고 사업장도 날아가고 그 동안 모은 대
부분의 재산이 처분되어 거의 빈털터리가 되었습니다.

이렇게 되니 스트레스를 받고 삶의 의욕도 없어지고 더군다나 부
부간의 성생활도 잘 안 되었습니다. 완전히 다른 사람으로 변해버린
것이죠.

어느 날 오랜 친구와 식사를 하면서 정력이 약해져 문제가 있다
고 했더니 이튿날 친구가 동충하초를 가져다주었습니다. 친구의 호
의를 고맙게 받은 저는 아내가 끓여준 동충하초를 한 사발 마셨습
니다.

그런데 기적이 일어났습니다. 그 다음날 그렇게 꼼짝하지 않던
놈이 힘차게 일어날 줄이야! 우연이겠지 하면서 동충하초를 매일 마
셨습니다. 그놈도 매일 일어났습니다.

저는 이제 동충하초가 우연이 아니라 분명한 정력제라는 것을 확

실히 깨닫게 되었습니다. 이 때문에 저는 체력도 좋아지고 매사에 자신감이 생겨 일이 차츰차츰 잘 풀리게 되었습니다.

2년이 지난 후 저는 다시 회사를 설립하였고 빚도 다 갚고 재기에 성공하였습니다. 역시 남자는 체력과 정력이 따라야 만사가 잘 된다는 것을 새삼 깨닫고 특히 동충하초의 효능과 효력에 감탄을 하지 않을 수 없었습니다.

– 남성, 46세, 무역업

••••▶ 숨차고 가슴이 답답한 경우 치료

어머니는 73세인데, 40여 년 전 아버지를 먼저 보내고 혼자서 우리 3남매를 키우셨습니다.

어머니는 몹시 고생을 하신 때문인지 늘 숨이 차고 가슴이 답답한 증세를 호소하곤 하셨습니다. 물론 저는 여러 의원을 찾아 어머니의 답답증을 치료해드리려 하였지만 아무런 효과가 없었습니다. 어머니는 고집이 세서 한번 가서 낫지 않으면 두번 다시 그 의원에게 가지 않으셨습니다.

어느 날 조카가 출장을 갔다가 동충하초를 사 가지고 왔기에 매일 한 그릇씩 끓여 어머니께 드렸습니다. 1개월이 지나자 어머니의 병이 상당히 호전된 것을 알게 되었습니다. 6개월이 지나자 어머니의 건강은 아주 좋아지시고 숨이 차거나 가슴이 답답한 것이 없어졌다고 하셨습니다.

이제는 등산도 하시고 유쾌하게 보내십니다. 그후 우리 가족은 동충하초 신봉자가 되었습니다.

- 남성, 39세, 자영업

••••▶ 초기 간경화 치료

3개월 전에 친구를 만났더니 친구가 "너 혹시 무슨 병에 걸린 것 아니냐?" 하며 놀라 물었습니다. 저는 "지금까지 병에 걸린 적이 없고 요즘 사업이 잘 안 되어 힘이 들어 그렇다"고 대답했더니, 친구는 "아니야, 마치 병에 걸린 사람처럼 기색이 나쁘고 얼굴이 까맣다"고 했습니다.

들고 보니 요즘 확실히 체력이 떨어지고 쉽게 피로가 쌓이는 듯 했으나 그저 경기가 좋지 않아 사업에 열중한 탓이려니 했습니다. 친구와 헤어진 후 집에 돌아와 아내한테 이야기했더니 병원에 한번 가보자고 했습니다.

검진결과 초기 간경화라고 했습니다. 그냥 두면 간암이 될지 모른다고 하였습니다. 저는 어떻게 해야 할지 좋은 생각이 나지 않았습니다. 그러던 중 아내가 여기저기 물어보아 동충하초가 좋다는 소문을 듣고 그것을 구해왔습니다. 그리고 동충하초를 끓여 아침저녁으로 마셨습니다.

2개월 후 병원에 가 검진을 했더니 간경화 증상이 없어졌다는 것이었습니다. 간기능도 정상화되었다는 것이었습니다. 날아갈 것만 같은 기분! 참으로 동충하초는 신비롭습니다.

– 남성, 47세, 사업가

••••▶ 위염 치료

저는 늘 저녁 퇴근 후에 친구들과 만나 술을 마시곤 했습니다. 저는 주량이 좀 센 편입니다.

그런데 어느 날 한밤중에 배가 몹시 아파 잠에서 깨어났습니다. 저는 술도 잘 마시고 해서 건강하다고 자부해 왔습니다. 그러나 속이 쓰리고 아픈 경우를 몇 번 당하고 나서야 내 몸에 이상이 있구나 하고 의원에게 진찰을 해본 결과 위염이라는 것이었습니다.

친구가 이 사실을 알고 동충하초를 권했습니다. 2개월간 잠들기 전에 동충하초 1컵씩을 먹었더니 배 아픈 증상이 싹 없어졌을 뿐만 아니라 전보다 체력도 좋아졌습니다. 동충하초가 다방면에 좋다고 생각했습니다.

– 남성, 50세, 언론인

동충하초, 비만에 큰 효과

◎ 밀양대 등 4개 대학 공동 연구

동충하초가 비만의 원인인 중성지방과 콜레스테롤 수치를 낮추는 데 매우 효과적이라는 연구결과가 나왔다.

부산대, 밀양대, 경남대, 동아대 교수진으로 구성된 동충하초 공동연구팀 (팀장 밀양대 이상몽 교수)은 쥐를 이용한 동물실험에서 누에눈꽃동충하초가 저밀도 콜레스테롤과 중성지방 수치 저하에 효과적인 것으로 확인됐다고 17일 밝혔다.

연구진은 이날 수원 라비톨리조트에서 열린 '한일 국제잠사학술회의' 에서 이 연구결과를 발표했다.

누에눈꽃동충하초는 지난 1997년 농촌진흥청이 개발한 대량재배 품종으로, 그동안 각종 연구를 통해 항암, 면역증강, 항피로, 혈당강하 등의 효과가 확인됐다.

연구진은 고지혈증에 걸린 쥐들을 3개 그룹으로 분류, 2개 그룹에는 각각 동충하초 함량이 다른 사료를 먹이고 나머지 대조군에는 보통 사료를 먹인 뒤 혈장 및 간조직 콜레스테롤과 중성지방 수치를 비교, 분석했다.

그 결과 누에눈꽃동충하초를 사료에 섞어 먹인 그룹은 대조군에 비해 혈장 및 간조직 콜레스테롤 수치가 평균 33% 낮아졌고, 특히 동맥경화를 일으키는 혈장 내 저밀도 콜레스테롤 수치는 최하 41.8%에서 최고 44.3%까지 떨어졌다.

반면 동맥경화 예방 효과가 있는 고밀도 콜레스테롤 수치는 오히려 17.9% 높아지는 것으로 나타났다.

또 대조군에 비해 혈장 내 중성지방은 22.5~25% 감소했고, 간조직의 경우 지질은 23.8~29.3%, 콜레스테롤은 31.7%, 중성지방은 32.3%의 개선효과가 나타났다고 연구진은 설명했다.

이상몽 교수는 "이번 연구를 통해 누에눈꽃동충하초가 고지혈증의 예방·치료뿐 아니라 비만 방지에도 탁월한 효과가 있음이 밝혀졌다"며 "국산 동충하초가 해외시장에서 가치를 인정받기 위해서는 생리, 약리 활성에 대한 후속 연구가 필요하다"고 말했다.

〈서울경제〉

중년의 성생활

– 유한양행 '귀보액'

유한양행의 귀보액은 동충하초 중 유일한 의약품으로 인정받는 박쥐나방애벌레 동충하초와 백삼엑스, 음양곽, 우황, 마늘엑스, 타우린이 함유된 한방 보약재이다. 예로부터 약용으로 사용해온 박쥐나방애벌레 동충하초만을 의약품으로 인정하고 있다. 대체로 폐를 보양하고 쇠약해진 정기를 보충하는 효과를 갖고 있다.

백삼엑스는 원기를 보충해줘 오랫동안 회복되지 않는 허약 증세를 개선해준다. 감염증이나 암 등과 같은 질병에 대한 저항력도 증가시켜준다.

음양곽은 콩팥의 기능을 강화해주고 음위나 남성의 양기 부족을 치료하는 데 효과가 있다. 특히 피로를 자주 느끼거나 잔병치레가 많고 병중·병후로 쇠약해진 사람, 몸이 차고 혈색이 나쁜 여성, 출산으로 허약해진 여성이 도움을 받을 수 있다. 하루 한 번(50㎖)씩 최소 한 달 이상 꾸준히 복용하는 것이 바람직하다.

〈한국경제〉

[이어령의 새천년 읽기]

'동충하초'를 지식창조의 모델로

벌레의 몸속으로 들어가 그 양분을 빨아먹고 자라는 버섯이 있다. 그래서 겨울에는 벌레요, 여름에는 풀이라 하여 동충하초(冬蟲夏草)라고 불렀으며 천 년에 한번 꽃이 핀다는 전설과 함께 불로장생의 신비한 선약으로 여겨져 왔다. 오늘날에도 덩샤오핑(鄧小平)이 애용했다는 항암 면역제로 세상에 널리 알려져 있다.

우리는 이 희귀한 동충하초의 균을 누에에 접종하여 대량생산하는 기술을 개발했다. 농가에서 그것을 기르면 같은 누에에서 고치를 생산할 때보다 10배나 더 많은 소득을 올리게 된다고 한다. 물론 사람의 손도 덜 간다. 몇천 년 동안 누에에서 비단실을 뽑아오던 잠업의 패러다임이 바이오테크놀로지의 첨단산업으로 변한 것이다.

우리는 이러한 동충하초의 작은 이야기 속에서 21세기의 미래 사회를 읽을 수가 있다. 그것은 새천년준비위원회가 내건 다섯 가지의 비전 가운데 하나인 '지식창조'의 모델이 될 수 있기 때문이다. 천 년 이상 잠업의 기술은 발전해왔다. 일 년에 한 번밖에 딸 수 없던 고치를 춘잠(春蠶)과 추잠(秋蠶)으로 두 번 딸 수 있게 한 것은 일본인이 개발한 기술이고 이상(李箱)의 말대로 까다롭기 그지없는 이 '귀족 가축'의 식성이나 생리를 바꿔 사육하기 쉽도록 종자를 개량한 것은 독일인이었다.

그러나 동충하초를 대량생산하여 생산성을 올린 한국의 경우는 잠업의 기술이 아니라 잠업 그 자체의 패러다임을 뒤엎는 지식기술의 산물이다. 벌레가 풀이 되는 이야기를 황당하다고 비웃고 누에에서 비단실이 아니라 약재를 얻는 것을 허황된 일이라고 비난하는 사람들에게는 영원히 오지 않은 새천년의 이야기이다.

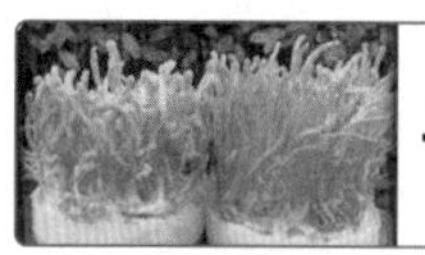

누에동충하초의 5가지 약리작용

① 면역증강작용

우리 몸은 약 60조 개의 세포로 이루어져 있고 각 세포마다 기능이 주어져 있는데 이 중에서 외부로부터의 침입자(이물질)를 처치하는 세포조직을 우리는 면역기구라 부른다.

면역기구를 구성하고 있는 세포 중 가장 중심적인 역할을 하는 세포는 T세포, B세포, 식세포로서 외부로부터 바이러스, 세균, 곰팡이 등이 들어오면 이들 3가지 세포가 서로 협력하여 침입자를 공격하고 다른 정상세포를 공격하지 못하도록 방어하는데 이와 같이 면역기구가 침입자에 대하여 방어하고 공격하는 힘을 면역력이라 한다.

사람이 항상 높은 면역력을 유지할 수 있다면 건강을 자랑하면서

120세까지는 무난히 살 수 있다고 한다. 그러나 불행하게도 현대를 살아가는 우리는 각종 질환과 스트레스에 시달리면서 겨우 평균 70~75세 정도밖에 살 수 없는 것은 세포노화와 함께 면역력이 떨어지기 때문이다.

면역력이 약화되는 이유는 무엇일까?

선천적으로 면역계가 제대로 발달되지 못하여 면역력이 약한 사람도 있겠으나 보통 나이가 들어갈수록 세포와 각 조직의 기능이 떨어지면서 면역세포의 기능이 약해지는 경우, 암 환자가 약물이나 방사선 치료를 받게 되면 암세포뿐 아니라 정상세포도 큰 피해를 받아서 면역력이 떨어지는 경우, 일상생활로 소비되는 에너지 이상으로 영양분을 공급해야 하는데 음식을 균형있게 충분히 먹지 못하여 영양실조가 되는 경우 등 여러 가지 원인에 의해 면역력이 약해지며 이 외에도 흡연, 과음, 오염물질에 노출, 스트레스, 만성질환 등을 앓고 있는 경우에도 면역력이 약해진다.

약해지는 면역력을 높여서 건강하고 장수할 수 있는 식품이나 약초가 있다면, 그리고 먹어서 전혀 부작용이 없는 것이 있다면 얼마나 좋을까? 그 해답을 누에동충하초에서 찾아볼 수 있다.

누에동충하초의 면역증강작용을 알아보기 위하여 실험동물인 웅성 흰쥐에 동충하초의 물 및 메탄올(알코올) 추출물을 일정량씩 (10mg/kg, 50mg/kg)을 3일간 매일 투여한 다음 24시간 후에 카본

(carbon) 현탁액을 흰쥐의 꼬리정맥에 주사하고 3분 간격으로 5회 채혈하여 면역세포의 식균활성을 측정한 결과 [표 3]에서 보는 바와 같이 강력한 식균작용(phagocytosis)이 있는 것으로 나타났다.

즉 메탄올 추출물 50mg/kg 투여군은 대조약물인 자이모산(zymosan)과 동등한 강력한 면역증강지수를 나타냈고 더구나 물 추출물 50mg/kg 투여군에서는 자이모산보다 약 2배의 강한 활성강도를 보여 누에동충하초가 탁월한 면역증강작용이 있음이 확인되었다.

또 누에동충하초는 만니톨(D-mannitol), 에르고스테롤(ergosterol)과 같은 면역력을 증가시키는 유용 활성물질을 함유하고 있으므로 강력한 면역증강작용이 있다.

[**표 3**_ 누에동충하초 추출물의 면역증강 효과]

시료	투여량 (mg/kg/day)	식균계수 (대조군/실험군)	면역지수
물 추출물	10	3.23	2
	50	3.60	2
메탄올 추출물	10	1.68	2
	50	1.72	2
자이모산(대조약물)	50	1.68	2

＊식균계수 : 〉1.5 = 2(강한 활성) ; 〈1.5 = 1(보통 활성) ; ≤1.0 = 0(불활성)

일본에서 동충하초를 판매하면서 선전하는 광고 중의 하나는 "오늘의 피로는 오늘중에!"라는 말이 있다.

또한 중국의 육상선수팀 마군단이 세계기록을 세우게 된 이유를 묻는 기자의 질문에 "우리 육상선수들이 동충하초로 만든 드링크를 매일 마셨기 때문이다. 피로가 빨리 회복되어 강도 높은 훈련을 계속할 수 있었다" 라고 자신있게 동충하초의 효과에 대해 설명하였다고 한다.

당뇨병, 고혈압, 결핵, 간염, 악성종양 등의 질환에 걸린 사람은 질환에 따른 고통을 호소하는 것 외에 항상 피로감을 느껴 일을 하기 싫다고 한다.

또한 병원에 가서 진찰을 받아보면 특별한 질환이 없다고 하는데도 늘 머리가 아프고 목이 아프거나 근육통, 관절통, 눈부심, 우울증, 수면장애, 건망증 등 육체적, 정신적 피로감을 호소하는 사람도 상당히 많이 있다.

피로를 푸는 방법으로는 충분히 휴식을 취하고 적당한 운동을 하거나 피로에 좋은 식품이나 약초를 먹어 해결하는 경우도 있다. "이제 피로는 졸업이다. 피로에는 누에동충하초가 특효다" 라고 하는

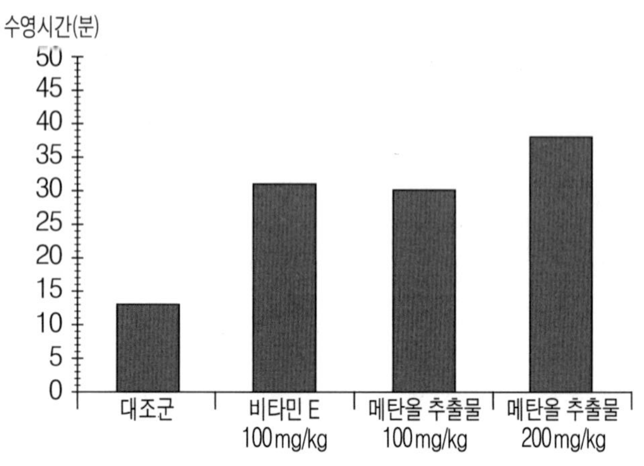

[그림 9] 누에동충하초의 항피로 효과

것은 누에동충하초를 먹어본 사람들이 한결같이 하는 이야기이다.

누에동충하초에 들어 있는 에르고스테롤(ergosterol)이 특별히 항피로 효과를 가져오는 것으로 실험결과가 나왔다. 항피로 효과를 측정하기 위하여 동충하초를 물과 메탄올로 추출한 추출물을 시료로 하여 일정량씩을 매일 5일간 실험동물인 흰쥐에 경구투여한 다음 최종투여한 후 24시간째 흰쥐의 꼬리에 체중에 따라 분동(저울추)을 달고 항온욕조(방 크기: 15×13×25cm, 34℃) 속에 집어넣고 흰쥐가 5초 동안 전신이 물에 잠기는 시각까지 강제로 수영을 시켜서 항피로 효과를 측정하였다.

그 결과 [그림 9]에서 보는 바와 같이 시료를 투여하지 않은 대조군의 흰쥐는 수영시간이 10~20분 정도인 반면, 메탄올 추출물

66

200mg/kg 투여시에는 수영시간이 30~40여 분으로 늘어나 가장 강력한 항피로 효과를 보였으며 메탄올 추출물 100mg/kg도 대조약물인 비타민 E와 거의 동등한 항피로 효과를 나타내었다.

한편 젖산의 분해 정도를 지표로 동충하초의 피로회복 효과를 측정하여 보았다. 젖산이란 동물의 근육조직 속에 존재하는데, 사람의 혈액 속에는 100㎖당 5~20mg이 존재하며, 심한 운동을 하여 근육 내로 산소의 공급이 충분치 못하게 되면 글리코겐이 분해되어 젖산이 되어 근육 내에 축적됨으로써 피로를 느끼게 된다.

건강한 사람을 대상으로 실시한 임상실험([표 4] 참조)에서는 1차로 특별한 운동을 하지 않고 보통 일상생활을 영위하는 사람에 대하여 동충하초 복용 전후의 젖산 감소율을 비교한 결과 1개월 동충하초를 복용한 경우가 12% 정도 젖산이 감소되었다.

2차로는 과격한 운동을 하기 전후로 나누어 동충하초를 복용하

[**표 4**_ 누에동충하초의 피로회복 효과 임상실험 결과]

구분	안정시		운동 직후		회복기 5분		회복기 10분		회복기 15분	
	복용 전	복용 후	복용 전	복용 후	복용 전	복용 후	복용 전	복용 후	복용 전	복용 후
젖산 농도 (mmol/L)	0.99	0.87	6.63	5.51	7.72	4.81	6.71	4.45	5.65	3.99
젖산 감소율 (%)	-12.1		-16.9		-37.6		-33.7		-29.4	

* 복용기간 : 1개월(1일 3g 투여)

고 시기별로 젖산의 감소율을 측정한 결과 과도한 운동으로 인해 근육 내에 쌓인 근육피로물질인 젖산이 누에동충하초를 1개월간 복용한 경우가 복용 전에 비하여 30~40% 가량 빨리 분해되는 것으로 나타났다.

이와 같은 결과는 곧 동충하초가 강력한 피로회복 효과가 있다는 것을 의미하며, 운동선수들이 복용할 경우 피로회복에 상당히 도움이 될 수 있음을 의미하기도 한다.

••••▶ 도핑테스트에 의한 안전성 검사

운동선수들이 복용할 경우 도핑테스트에서 문제가 될 수 있는 흥분제, 마약성 진통제, β-차단제, 이뇨제, 스테로이드 및 펩타이드 호르몬 등의 IOC 금지 약물이 동충하초에서 검출되는지를 알아보기 위하여 한국과학기술원(KIST) 도핑컨트롤센터에 시료를 의뢰, 검사한 결과 누에동충하초 분말과 누에동충하초를 복용한 사람들의 소변에서 위와 같은 금지약물들이 전혀 검출되지 않아 도핑에서의 안전성도 확보되었다([표 5] 참조).

이와 같은 결과는 월드컵 등 각종 경기에 출전하는 운동선수들의 경우와 과도한 노동으로 인해 육체피로가 심한 사람들이 피로회복, 체력 및 기력 향상을 위해 동충하초를 안심하고 복용할 수 있게 되었음을 의미하는 것이라 하겠다.

[**표 5_** 누에동충하초의 도핑테스트 결과]

검사대상		검사결과	비고
누에동충하초 원초		불검출	IOC 규정 금지약물(흥분제, 마약성 진통제, β - 차단제, 이뇨제, 스테로이드 및 펩타이드 호르몬 약물) 검출 여부 검사
누에동충하초 복용자 소변	복용 전	불검출	
	복용 후	불검출	

③ 항스트레스 작용

감기가 만병의 근원이란 말이 있듯이 스트레스 또한 만병의 근원이란 말이 있다. 현대를 살아가는 사람들이 스트레스를 전혀 안 받고 어떻게 살아가겠는가. 오히려 가벼운 스트레스는 심장과 폐의 기능이 강화되고 기억력과 사고력이 높아지며 일의 능률을 높이는 데 긍정적인 효과를 가져오기도 한다.

하지만 심한 스트레스를 받거나 지속적으로 스트레스를 받으면 우리 몸은 비상이 걸리고 각종 질병에 걸리기 쉬운 상태로 바뀌어 간다. 첫째로 면역세포(T세포)가 만들어지는 흉선조직이 위축되어 면역력이 약화되면서 세균, 바이러스 등 각종 병원체에 쉽게 감염됨으로써 폐결핵, 류머티즘, 암 등에 걸리게 되는 확률이 높아지게 된다.

또 갑작스럽고도 과도한 스트레스는 초조, 불안과 함께 심장병에 걸릴 확률이 평소보다 2~3배로 높아지고 돌연사의 원인이 되기도 한다. 만성적인 스트레스는 단백질을 탄수화물과 지방으로 전환시켜 비만이나 고지혈증을 유발하며 소화기능을 약화시켜 소화불량, 위궤양, 과민성대장증상, 변비를 생기게 한다.

이 외에도 당뇨병을 악화시키고 남성의 경우는 발기불능과 조루가 되고 여성의 경우는 빈뇨, 배변장애를 일으키기도 한다.

스트레스를 받으면 부신피질호르몬 등 호르몬 생산 장기와 면역계와 관련이 있는 장기들의 중량에 변동이 온다고 한다. 즉 스트레스를 받은 장기 중 비장, 흉선, 갑상선은 중량이 현저히 감소하고 부신의 중량은 증가한다.

따라서 이런 장기의 중량 변동은 항스트레스를 측정하는 지표가 되므로 누에동충하초가 스트레스를 받아 변동이 된 장기 중량에 어떤 회복효과가 있는지 알아보기 위하여 실험동물인 웅성 흰쥐에 시료를 5일 동안 연속 투여하고, 시료투여 3일 후부터 48시간은 흰쥐의 등을 $45°$로 고정시켜 스트레스를 준 다음 최종 시료투여 3시간 후에 흰쥐의 부신, 흉선, 비장 및 갑상선을 적출하여 습중량을 측정하여 대조해 보았다.

그 결과 [표 6]과 같이 물 또는 메탄올(알코올) 추출물 모두 대조에 비해 현저한 부신 중량의 감소 효과를 보여 정상 수준까지 회복

[**표 6**_ 누에동충하초의 항스트레스 효과]

시료	투여량 (mg/kg)	부신 (mg)	비장 (mg)	흉선 (mg)	갑상선 (mg)
무스트레스 대조	–	26.9	487.0	366.0	14.3
스트레스 대조	–	34.7	341.5	181.2	11.3
물 추출물	50	28.8	455.5	252.5	17.8
	200	25.1	364.5	234.2	17.8
메탄올 추출물	50	25.6	378.3	251.0	15.1
	200	24.6	395.8	291.0	14.3

된 것으로 나타났으며 또한 갑상선, 흉선, 비장의 중량은 메탄올 추출물 투여군에서 모두 유의성 있는 효과가 나타나 누에동충하초는 항스트레스 효과가 큰 것으로 확인되었다.

④ 간 보호작용

약 1.0~1.5kg 정도 크기의 간은 우리 몸에서 아주 중요한 역할을 수행하고 있다. 즉 소화관에서 흡수된 영양분을 처리하여 저장하기도 하고 몸속으로 들어온 물질을 해독하기도 하고 혈액 내의 단백질을 만들기도 하는 등 쉴틈없이 많은 일을 하면서도 중병이 들기

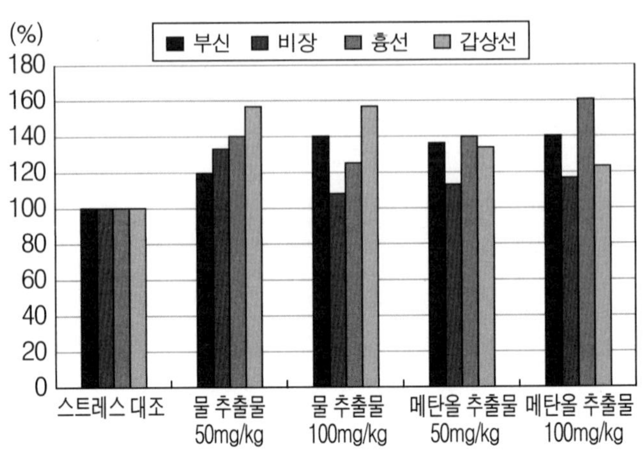

[그림 10] 누에동충하초의 항스트레스 효과

전에는 아프다는 신호를 보내지 않고 일하는 것이 간이다.

이런 막중한 일을 하는 간도 바이러스, 약물, 음주 등에 시달리다 보면 간세포가 파괴되고 간기능이 급격히 떨어져 간염에 걸리게 되는데, 병원에 가서 간 검사를 받게 될 경우 GOT 및 GPT(혈청 내에 존재하는 효소의 일종)의 수치가 40 이하이면 정상 간으로 판정을 받지만 그 이상이 될 경우 간염증세가 있으니 주의를 요하거나 치료가 필요하다는 의사 선생님의 말씀을 듣게 된다.

게다가 간염이 개선되지 않고 오래갈 경우 무서운 간경변이나 간암으로 발전되어 생명을 잃게 될 수도 있으므로 간이 정상적인 활동을 할 수 있을 때까지 몸을 안정시키고 간기능 개선에 좋은 것을 장복할 필요가 있다.

누에동충하초는 뚜렷한 간기능 개선효과를 가지고 있으며 동충하초에 함유된 활성물질인 만니톨, 에르고스테롤, 다당체 등이 주로 간의 기능을 향상시키는 역할을 한다.

누에동충하초의 간 보호효과를 측정하기 위하여 사염화탄소로 전처리한 실험동물인 흰쥐의 혈청(GOT, GPT)활성에 미치는 영향을 실험한 결과 메탄올 추출물의 모든 분획물과 물 추출물의 단백결합 다당체 투여군에서 유의성 있는 혈청(GOT)활성 감소를 나타내었고 순수 분리된 에르고스테롤, 만니톨 및 다당체 투여군 모두에서 간의 혈청(GOT, GPT)활성 억제를 보여 누에동충하초가 뛰어난 간 보호효과가 있음이 확인되었다.

임상실험 결과에서는 간장의 기능이 정상인 사람이 복용하였을 경우에는 혈중 GOT, GPT, γ-GTP, 콜레스테롤 등의 수치가 정상범위 내에서 변화가 없었다.

그런데 수치가 정상범위 내에서 벗어난 사람들의 경우 GOT 등 각종 검사 수치가 복용기간이 길어짐에 따라 정상범위로 회복되는 것이 관찰되었으며, 복용량이 많을수록 빨리 회복되지만 하루에 0.5g만 복용하여도 우수한 간기능 회복효과가 있는 것으로 나타났다.

[**표 7_** 누에동충하초의 간 보호효과 임상실험 결과]

구분	GOT			GPT			γ-GTP			빌리루빈(Bilirubin)		
	복용 전	복용 후		복용 전	복용 후		복용 전	복용 후		복용 전	복용 후	
		1월	2월		1월	2월		1월	2월		1월	2월
남	71	52	50	65	48	41	147	112	100	1.9	1.2	1.2
여	60	45	45	56	45	43	74	67	60	1.7	1.0	1.0

* 1일 투여량 : 0.5g

⑤ 항노화작용

노화는 세포가 늙어가는 증상이다. 우리가 쉽게 알 수 있는 노화 현상을 보면 첫째, 피부는 주름살이 지고 거칠어지고 탄력이 없으며 털, 손톱, 발톱, 땀샘 등의 피부 부속기관의 상당한 변화를 느낄 수 있다.

둘째, 눈은 나이가 들수록 점차 가까운 물체에 초점이 잘 맞지 않는 원시가 되어가고, 귀도 점차 어두워지고 특히 고주파음에 더욱 약해진다.

셋째, 신장기능이 저하되어 노폐물 처리능력이 저하되고 방광이 줄어들어 소변을 살금살금 싸는 요실금 증상이 나타나고 화장실도 자주 가게 된다.

이와 같은 노화현상을 가져오는 원인은 크게는 유전적 요인과 환

경적 요인으로 나눌 수 있지만 최근에 가장 활발히 논의되고 있는
노화 원인 중의 하나는 유해산소에 의한 활성산소(FREE RADICAL)
설로서 활성산소가 정상세포를 공략하고 지질과산화 반응을 촉진하
여 각종 성인병(암, 치매, 동맥경화 등)을 유발하며 노화를 촉진한다
고 한다.

우리가 음식을 먹으면 섭취되는 비타민 E · C 등 항산화제는 이
런 유해 활성산소와 결합하여 제거하는 기능을 가지고 있으며 또한
카탈라제(catalase), 수퍼옥시드 디스뮤타제(superoxide dismutase:
SOD), 글루타치온페록시다제(glutathi one peroxidase: GPX) 등
효소도 유해산소를 제거하는 작용이 있으나 제거되지 못하고 남아
있는 일부 유해산소가 결국 세포의 노화를 가져온다고 한다.

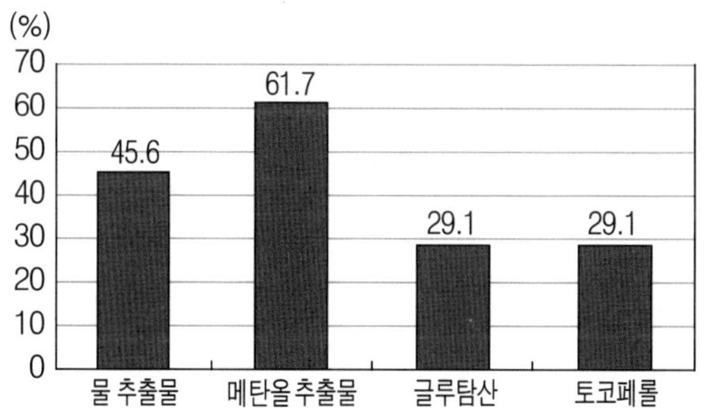

[그림 11] 누에동충하초의 흰쥐 간 지질과산화 억제효과

　누에동충하초의 항노화작용을 검색하기 위하여 시험관 내에서 생체세포의 노화의 지표인 활성산소(DPPH free radical)의 형성억제 효과를 측정한 결과 물 추출물 처리구에서 억제강도가 $29\mu g/mlg$로서 대조약물인 비타민 E와 동등한 활성강도를 나타냈으며, 지질과산화 억제효과 실험에서도 메탄올 추출물 처리구에서 강력한 지질과산화 억제효과가 나타났다([그림 11] 참조).

동충하초, 혈당강하 효과

– 서울대 연구팀

누에동충하초가 당뇨병 환자의 혈당강하에 큰 효과가 있다는 연구결과가 발표됐다.

서울대학교 천연물과학연구소 이은방, 신국현 교수팀은 최근 생약학회지에 발표한 '눈꽃동충하초의 약물활성' 이라는 논문을 통해 당뇨를 유발시킨 쥐에게 눈꽃동충하초 300mg/kg을 경구투여한 결과 3시간 만에 통계적으로 유의성 있는 혈당강하 효과가 관찰됐다고 밝혔다.

특히 인슐린 저항에 의한 2형 당뇨병은 물론 인슐린 분비장애인 1형 당뇨병에도 완만한 효능이 있는 것으로 추정했다. 이와 함께 피로 스트레스에 대한 저항력 증강효과는 물론 면역증강 효과도 있는 것으로 밝혀졌다.

실험에 사용된 동충하초는 이우양행이 4~5주령의 건조누에에 동충하초균을 접종해 인공재배에 의해 생산했다.

동충하초란 겨울에는 곤충의 몸속에 있다가 여름이 되면 버섯으로 피어나 예로부터 신비의 식물로 불렸다. 특히 중국에서는 인삼, 녹용과 함께 3대 희귀 약재로 애용됐다. 그동안 공급부족이 심했으나 최근 종균 배양기술이 개발되면서 대량보급이 가능해졌다.

한편 이우양행은 서울대 천연과학연구소의 연구지원을 받아 누에동충하초 자실체를 주원료로 하는 '관악 순누에 동충하초' 를 상품화했다.

〈매일경제〉

연패 탈출, 동충하초 덕분?

'플러시보 효과' 라는 게 있다. 환자에게 약을 주면 상태가 나아지는데 실제로는 아무런 효과가 없는 '가짜약' 을 투여하는 경우에도 효과를 볼 수 있는 것을 말한다.

프로야구 한화 선수들은 19일 대전에서 구단으로부터 약 한 꾸러미씩을 받았다. 구단의 그룹 계열사에서 만든 동충하초 드링크 제품이 바로 그것. 시즌 초 장종훈을 비롯한 고참 몇몇이 시험삼아 먹어보고 몸에 좋은 것 같다고 하자 1, 2군 전원에게 지급하기에 이르렀다. 약값만 해도 2,500만원어치 상당.

지난주 시즌 최악인 6연패에 빠져 있던 한화는 약을 나눠준 다음날인 20일 삼성과의 대전 홈경기에서 연장 끝에 짜릿한 역전승을 거두더니 23일 잠실 LG와의 연속경기 첫 게임도 잡아 2연승을 달렸다.

실제로 약효가 있었는지 아니면 심리적인 효과를 봤는지는 알 수 없으나 어쨌든 '약발' 은 있었던 셈. 장종훈은 "왠지 몸이 가뿐하고 날아갈 듯했다"고 말했다.

이 동충하초는 중국 장거리 육상팀인 '마군단' 이 즐겨 먹던 것과 똑같은 성분으로 피로회복에 뛰어난 효험이 있다는 것.

'진작 나눠줄 걸…….' 연패의 사슬을 끊으며 부진에서 벗어난 선수단을 바라보는 구단 프런트의 아쉬움 섞인 표정에서 이를 읽을 수 있었다.

〈동아일보〉

건강기능식품 알고 먹자

◎ 동충하초

버섯의 일종인 동충하초는 폐와 신장의 기능을 돕고 피를 멈추게 하며 가래를 삭인다고 해 폐결핵약과 기관지 천식 치료에 쓰인다.

동충하초에는 직접 균을 죽이는 작용이 있으며, 가래를 빨리 내보내기도 한다. 기관지를 확장하는 기능도 있다.

또한 관상동맥을 확장시켜 혈액의 운반량을 늘려서 심장 주위의 부담을 줄여주는 성분이 동충하초에 많다.

동충하초는 성질이 따뜻하고 약간 단맛이 난다. 따라서 인삼처럼 열이 많은 사람에게는 좋지 않다. 다만 드링크류에는 함유량이 극히 적어 별문제가 안 될 뿐이다.

또한 한의학 전문가들은 시중에 나와 있는 30여 종의 동충하초 가운데 약효가 제대로 된 것은 약 4종뿐이라고 말한다. 상당수는 모양만 동충하초라는 얘기다.

특히 중국산 가운데 고급 동충하초는 유럽이나 일본으로 수출되고, 한국에는 싸구려만 들어오는 경우가 많으므로 주의해야 한다.

〈경향신문〉

중국동충하초와 견줄 만한 누에동충하초

어떤 상품이 개발되고 그것이 시중에서 소비자들에게 인기가 높을수록 유사제품이 범람할 뿐만 아니라 어느 것이 진품이고 효과가 높은 것인지 논란이 많아지는 것이 사실이다. 동충하초의 경우에도 예외가 아니었다.

농촌진흥청에서 누에동충하초를 개발하여 농가에 보급한 이후 일부 소비자들 사이에서 등소평이 복용했다는 중국동충하초(*C. sinensis*)와 우리나라 양잠농가가 직접 생산한 누에동충하초(*P. tenuipes*) 중 어느 것이 더 효과가 있을까 궁금증을 가지고 문의를 자주 해왔다.

게다가 개발자인 우리도 사실은 무척 알고 싶어서 과학적인 연구 결과를 통한 궁금증 해소를 위하여 농촌진흥청과 서울대학교 천연물과학연구소와 공동으로 동충하초별 약리효능과 성분을 비교 분석하였다.

첫째, 누에동충하초와 중국동충하초와의 약리효능 비교 실험결과([표 8] 참조) 면역력 증강, 스트레스 억제, 피로회복, 간보호 및 항암효과 면에서는 거의 비슷한 효능을 보였다.

그러나 노화 억제효과(항산화 효과) 면에서는 우리가 개발한 누에동충하초가 예로부터 불로장생의 명약으로 알려진 중국동충하초에 비하여 활성산소 소거효과가 4.5배, 지질과산화 억제효과는 2배 정도 우수한 것으로 나타나 노화 억제효과 면에서는 누에동충하초가 더 탁월한 것으로 나타났다.

이와 같은 결과로 볼 때 누에동충하초의 효능이 전세계적으로 널

[표 8_ 동충하초별 약리효능 비교]

구분	면역력 증강효과	항산화 효과		스트레스 억제효과		피로회복 효과	간보호 효과	항암 효과
	면역활성 증가율	활성산소 소거효과 (지수)	지질과산화 억제효과 (지수)	장기무게 회복율		수영시간 연장	GOT 활성 감소	수명 연장
				갑상선	부신			
누에동충하초	1.8배	(448)	56μg/㎖(189)	66%	21%	200%	44%	57%
중국동충하초	1.9배	(100)	106μg/㎖(100)	41%	59%	187%	42%	51%

리 알려진 중국동충하초와 비교하더라도 전혀 손색이 없다는 것을 알 수 있게 되었다.

둘째, 함유된 주요 성분에 대한 비교 실험결과([표 9] 참조) 누에동충하초와 중국동충하초에서는 에르고스테롤, 만니톨, 아데노신, 구아노신, 우리딘 등의 저분자 물질과 핵산 성분이 모두 큰 차이 없이 검출되었다.

특이할 만한 사항은 우리 몸에서는 합성이 되지 않는 불포화지방산, 특히 비타민 F라고 불리는 리놀렌산(Linolenic acid)이 누에동충하초에서는 15.8%나 검출된 데 비하여 중국동충하초에서는 아주 미량만이 검출되는 데 그쳤다.

이상의 실험결과로 종합 비교해 볼 때 현재 세계적으로 널리 알

[**표 9**_ 동충하초 함유 주요 생리활성물질 비교]

물질명		성분함량	
		누에동충하초	중국동충하초
에르고스테롤(%)		1.7	1.0
만니톨(%)		8.9	8.3
뉴크레오시드 (mg/g)	아데노신	0.2	0.7
	구아노신	0.1	0.1
	우리딘	0.2	0.9

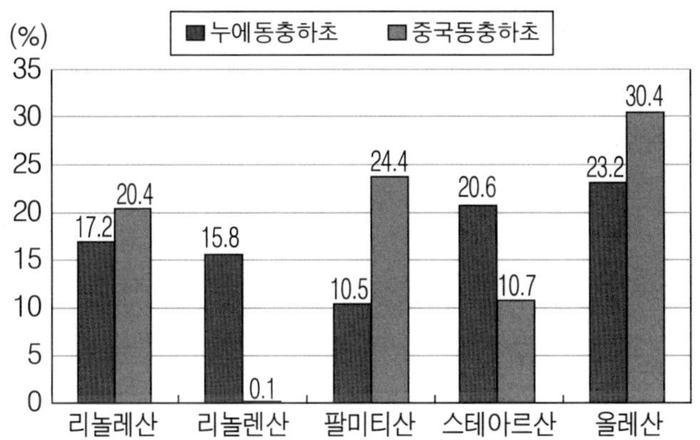

[그림 12] 동충하초 함유 지방산 조성 비교

려져 있는 중국동충하초에 비해 누에동충하초가 약리효능 면에서 전혀 손색이 없음을 알 수 있었다.

뿐만 아니라 실제 소비자가 이용하는 측면에서 본다면 중국동충하초의 경우에는 가짜나 모조품이 많아 속기가 쉽고 값도 상당히 비싼 반면에 누에동충하초는 우리나라 양잠농가가 직접 누에를 길러 생산하므로 진품을 구매하기가 쉽고 값도 중국동충하초에 비해 저렴하므로 결국 효능과 이용하는 면에서 누에동충하초가 매우 유리하다고 하겠다.

•••▶ 기침과 간기능 개선

저는 57세의 여성입니다. 오래 전부터 류머티즘 관절염으로 인해 관절염 약을 계속 복용하였습니다. 그래서인지 위장 또한 나빠져 2가지 이상의 약을 하루도 빠짐없이 의사의 권고량보다도 2~3배씩 다량 복용하고 있습니다.

이렇게 약을 계속 복용하다보니 간 또한 나빠져서 병원 검진시 간이 다른 사람보다 더 걸렸고 기능이 크게 떨어져 항상 주의해야 한다는 의사의 권고를 매번 들어왔습니다. 또한 저녁에 잠자리에 들면 심한 기침과 코골이로 인해 깊은 잠을 이룰 수 없는 등 불편을 겪고 있었습니다.

그러던 중 아들이 대한잠사회로부터 동충하초 100g을 구입하여 복용을 권유하기에 이를 약 2개월 여에 걸쳐 복용하였습니다. 그런데 약 1개월 가량 복용하자 그 심하던 기침과 코골이가 거의 없어졌으며, 2개월 후 병원에 가서 검진을 받아보니 간기능이 정상이란 판정을 받게 되었습니다.

저는 믿어지지가 않아서 재검진을 받아보았습니다. 그래도 결과는 역시 마찬가지로 나타나 계속 복용하며 2개월 후 다시 검진을 받아본 결과 완전 정상이란 판정을 받게 되었습니다. 아직까지 류머티즘 관절염은 낫지 않고 있지만 마음놓고 약을 먹게 돼 크게 다행으로 여기고 있으며 많은 사람들에게 이와 같은 결과를 이야기하면 모두들 놀라워하고 있습니다.

앞으로도 동충하초는 소량씩 계속 복용할 계획으로 있으며 건강한 사람도 계속 복용하면 질병을 사전에 예방할 수 있을 것으로 판단되어 국, 찌개 등 반찬을 만들 때 조미료와 함께 소량씩 넣어 가족 모두에게 복용시키고 있습니다.

– 양순자(여성, 인천광역시 연수구)

●●●▶ 만성피로

저는 대학교에 근무하는 직장여성입니다. 학생들을 가르치는 것은 물론 계속되는 연구로 인하여 늘 피곤하였지만 생활을 하는데는 지장을 받지 않는 모든 직장인에게서 볼 수 있는 정도였고 남들이 말랐지만 건강하다고 할 정도로 잔병치레도 하지 않았었습니다.

그런데 지난해 가을부터 계속 체중도 조금씩 빠지고 입맛도 없으면서 오후가 되면 몸의 피로가 평상시와는 비교도 되지 않을 정도로 심해져갔습니다.

그러다 겨울이 되면서부터는 식사를 전혀 하지 못하고 아침에 일어나면 기운이 없어 움직일 수도 없음은 물론 식사를 하기 위해 수

저를 들어올리기 힘들 정도로 체력이 떨어지고 체중이 급격히 줄어 평소 50kg이던 것이 42kg까지 감소하였습니다.

　병원에서 검사도 받아보았지만 다른 이상은 없고 '만성피로증후군'이라는 별도의 치료도 없는 병이라는 진단이 내려졌습니다. 그 이후 병원도 여러 곳을 다니고 한의원도 다녀보고, 좋다는 민간요법도 모두 해보았지만 별 효과가 보이지 않던 중 친구의 권유로 누에동충하초를 복용하게 되었습니다.

　처음 1개월간은 하루에 7~8스푼을 물과 마시고 그 이후 2개월간은 하루에 4스푼 정도를 복용하였습니다. 정확히 언제부터라고는 할 수 없지만 누에동충하초를 먹고 난 이후부터 몸이 서서히 좋아지기 시작하여 힘이 나고 체중도 조금씩 회복되면서 걸음을 걸을 수 있게 되었습니다.

　모든 사람들이 살아 있는 해골이라고 할 정도로 뼈만 있던 것이 점차 살이 붙기 시작한 것은 물론이지만 무엇보다 좋아진 것은 힘이 나기 시작하면서 다시 학생들을 가르쳐야 된다는 의욕이 생기기 시작한 것입니다. 아침에 일어날 때 힘들었던 것은 모두 없어지고 상쾌하고 즐거운 하루의 시작을 할 수 있게 되었습니다.

　지금은 병은 없지만 몸에 좋다는 확신이 들어서 애들 아빠가 하루에 3회 정도 복용을 하고 있는데 피로한 기색이 전혀 없고 또한 변이 좋아졌다고 합니다.

저에게 다시 살아갈 수 있는 힘을 준 누에동충하초에게 고마움을,
느끼면서 언제나 건강한 삶을 살아가길 기원해 봅니다.

– 안애정(여성, 서울특별시 송파구)

····▶ 피 로

저는 제조업을 하는 52세의 남성입니다. 하지만 평소에 술을 즐
겨 마실 뿐만 아니라 폭주하는 편이어서 항상 얼굴이 검고 헛구역질
이 심하며, 늘 피로하고 늦잠을 자서 아침 일찍 일어나지 못하여 일
상생활에 차질이 있었습니다.

그러나 동충하초 분말과 흰참깨(약 30%)를 혼용하여 약 2개월간
200g을 아침저녁으로 복용한 지금은 피로도 모르고 속도 편하고 매
사에 의욕과 자신감이 생겨 생업에 열심히 종사하고 있습니다.

– 박현우(남성, 경기도 송탄시)

····▶ 피 로

저는 경북 예천군 양잠농업협동조합에 근무하는 김진섭입니다.
조세연 박사님이 수기모집을 하신다는 얘기는 몇 차례 말씀을 들었
습니다만 법과 규칙을 지키지 못하여 자꾸 망설여졌습니다.

그러던 중 11월 12~13일 양잠연합회가 주관하는 예산군(세심천
호텔) 전국 양잠인연찬회에서 동충하초 강의를 맡으신 조세연 박사

님의 열정에 조금이나마 보답과 함께 공인으로 법과 질서를 지키지 못함을 사죄하는 뜻에 필을 들어 몇 자 적고자 합니다.

예천읍에서 전자제품 대리점을 경영하시는 어느 사장님으로부터 건조하지 않은 동충하초를 좀 구해달라는 부탁을 받았습니다. 무척 망설였습니다만 너무나 간곡한 부탁이라서 보문면의 어느 양잠농가에게 제가 누구에게 꼭 선물할 곳이 있으니 1kg만 주십사하였더니 수매에 응하지 않으면 종균을 공급받지 못한다하시며 안 된다고 하셨습니다.

그래서 만약 종균을 구하지 못하면 제가 구해 드린다고 약속을 하고 1kg을 구해서 전자제품 대리점 사장님께 드렸더니 그 사장님은 동충하초 1kg, 대추 1kg을 건강원에 의뢰하여 엑기스로 70봉을 만들어 복용하였다고 합니다.

얼마 후 저희 집 가스레인지가 고장이 나서 구입차 전자제품 대리점에 들렀는데, 그 사장님이 동충하초 복용 후 피로가 사라지고 건강도 많이 좋아지셨다면서 이만저만 자랑이 아니었습니다.

이윽고 저와 저녁을 함께 하시면서 그 사장님 말씀이 "내가 경제적으로 넉넉하지는 않지만 내 몸에 좋다는 것은 무엇이든지 구해서 먹어보았지만 동충하초만큼 효과를 보지 못했다" 하시면서 저녁식사와 함께 소주를 몇 잔 드시는 것이었습니다.

소주는 건강에 좋지 않을 텐데 하며 걱정스런 표정을 지으니 "조합장, 걱정 마시오. 소주 몇 잔 정도는 걱정하실 필요없소. 조합장 덕에 이만큼 건강하잖소. 그러니 올 가을에 2kg만 꼭 구해주시오”라고 말하더군요. 순간 저는 공인으로서 법과 규칙을 지키지 못했지만 건강을 지켜준 선봉장이란 자부심을 느꼈습니다.

올 가을에는 풍양면에 있는 어느 양잠농가에게 부탁을 하여 2kg을 구해 드려 그 사장님 내외분이 기뻐하시는 모습을 보니 법과 규칙을 지키지 않은 죄책감보다는 사명감에 가슴이 벅찼습니다. 물론 그 양잠농가에게도 종균 공급은 제가 책임지기로 멋없는 건방을 떤 게 분명하겠죠.

1주일 후 그 사장님 종업원이 저희 집을 찾아왔는데 사장님이 갖다드리라고 했다며 6년근 수삼 3상자를 갖고 왔습니다. 저는 극히 거절을 하였습니다만 종업원은 그냥 두고 갔습니다. 이것이 뇌물이 아닌지? 이 지면을 빌려 조세연 박사님 외에 동충하초에 심혈을 기울이신 분들께 고개 숙여 감사를 드리면서 규범을 어긴 것을 훌훌 털어놓고 나니 마음도 홀가분해지는군요.

— 김진섭(남성, 경북 예천군)

●●●▶ 피로와 천식

처음에는 솔직히 조금 과장된 내용의 수기를 보낼까 하는 욕심을 가진 것도 사실입니다. 그래서 연습장에 몇 자 적어보기도 했지만,

이내 저는 깨달았습니다. 전 아직 어려서 잘 모르지만 이 동충하초도 생명이란 아주 고귀한 것과 연결되어 있다는 사실을! 어떤 종류의 음식이나 식품들도 자연 그대로 먹지 아니하고 여러 번의 가공을 거치면 진짜배기가 되지 못하여 효력도 떨어집니다.

마찬가지로 이 수기를 쓰는 데 있어서 연습장에 써본다든지 수정을 한다든지 하면 그것은 결코 참된 것이 될 수 없습니다. 그래서 전 이 원고지에 직접 쓰기로 생각했습니다.

어릴 적 인큐베이터에서 자란 저는 덩치만 컸지 면역성이 너무나 약했습니다. 그런 저에게 고3(여학생)이란 커다란 짐은 저를 더욱더 육체적으로나 정신적으로 지치게 하기에 충분했습니다. 어머니께선 제 건강이 더욱더 걱정되셨고, 마침내 동충하초를 저에게 권하셨습니다.

그러나 솔직히 저처럼 인스턴트 따위에 찌든 우리 세대에겐 그 약이 전혀 입에 맞을 턱이 없었습니다. 어머니께선 비위가 약한 저에게 동충하초를 낱개로 7~8개씩 넣어 마치 차를 끓이는 것처럼 하셔서 하루에 한 컵씩 식후에 곧바로 마시게 하셨습니다.

처음엔 몰랐지만 1개월 정도가 지나자 겨울이면 어김없이 저에게 찾아오는 독감이나 편도선염, 감기 따위가 단골메뉴에서 빠졌습니다. 피로회복에도 참 좋았습니다.

하지만 그 동충하초는 결코 상등품이 아닌 팔고 남은 잔부스러기 정도에 불과했습니다. 제가 의사가 아니어서 모르겠지만 상등품을 먹으면 훨씬 더 효과가 있지 않을까 라는 생각이 들었습니다.

다음은 식구들의 간단한 소견입니다. 천식이 있으시고 위가 안 좋으신 어머니께서는 천식약을 7~8년간 계속 복용하셨고, 뽕밭이 집에서 700~800m 되는데 한번 갔다 오시면 숨이 차서 다른 일은 못하셨습니다. 그런데 지난 가을 집에서 생산된 동충하초를 복용한 후에 천식약을 끊게 되었고 뽕밭에 1일 3~4회 갔다 와도 숨이 차지 않았습니다.

또 약간의 협심증, 만성피로로 힘들어하시는 아버지도 요즘은 훨씬 좋아지신 것 같고, 말도 안 되는 소리같지만 손님 접대로 어쩔 수 없이 과음하는 오빠는 동충하초를 안동소주에 2개월 이상 담근 술을 아침에 먹으면 숙취가 해소된다는 것입니다.

제가 아무리 이 수기를 10장, 아니 100장 쓴들 무슨 소용이 있을까요? 경험보다 더 좋은 것은 없다고 봅니다. 저처럼 덩치 좋은 아이도 보약 때문에 살찔 염려도 없고 피부도 고와지니 다른 여성에게도 좋지 않을까요?

이제 더 이상 만리장성의 수기는 필요없다고 봅니다. 이 글을 읽고 동충하초에 관심을 가지고 한번 복용해 보시길 자신있게 권하고 싶습니다.

– 김귀옥(여성, 경북 안동시)

저는 농업에 종사하는 49세의 남성입니다. 평소에 힘든 일을 하다 보니 술도 마시고 식생활이 고르지 않아 항상 피로하고 소화도 되지 않고 가슴이 답답하기도 하고 가슴 우측에 통증이 심하였습니다.

그래서 병원에 가 진찰을 하니 간에 이상이 있다는 판정을 받게 되었으며 가끔씩 배에 복수가 차고 배가 불러오곤 했습니다. 얼굴이 검어지고 마르기 시작하고 팔다리의 근육이 붓고 툭툭 튀어나오기도 해서 할 수 없이 입원치료를 1개월씩 두 번이나 했습니다. 그러나 별효과는 없었습니다.

그러던 중 동충하초가 좋다는 말을 듣고 양잠조합장님께 부탁하여 12월 20일쯤 건조된 것 100g을 대추와 같이 넣고 약탕기에 달여 아침저녁으로 공복에 100cc씩 복용하였습니다.

15일 정도 되니 복수가 빠지기 시작하더니 팔다리 근육의 붓는 증상이 없어지고 정상으로 돌아오기 시작했습니다. 조금 더 먹었으면 했는데 구하지를 못하고 해서 1999년 봄에 누에동충하초를 직접 사육하게 되었습니다. 상등품은 공판을 하고 기준 이하되는 것은 달여서 복용했습니다.

이제는 좋아하던 술도 끊고 정상적인 생활을 하며 농사일에 전념하고 있습니다. 다시 한번 누에동충하초의 효능에 대해 감탄을 합니다.

— **조대영**(남성, 충북 괴산군)

저는 올해 38세의 미혼여성으로 교회 전도사로서 사역을 하고 있습니다. 무엇보다도 제 건강이 회복되어지고 이러한 지면을 통해서 같은 병을 앓고 있는 사람들에게 조금이나마 삶에 대한 희망적인 이야기를 전해 줄 수 있다는 것을 감사하게 생각합니다.

동병상련(同病相憐)이라고 아파 보지 않은 사람은 그 환자의 심정은 전부 이해할 수가 없고 오직 같은 병을 앓은 사람만이 그 환자의 상처뿐만 아니라 그 마음까지도 백분 이해할 수가 있습니다.

저는 평상시에는 호흡기(폐, 기관지)가 조금 약해서 환절기가 되면 감기를 앓거나 체력을 소모하면 가래가 심한 것 외에는 다른 건강상의 문제는 없었습니다.

그런데 1998년 6월 중순경부터 밥을 먹고 난 30분 후면 위에 통증이 심하게 왔습니다. 체한 것도 아닌 것 같고 그렇다고 제가 느끼는 자각증세로는 소화불량은 더욱 아니었습니다.

동네 약국에서 상담하면 위장병이 심각한 상태니 약을 오래 먹어야 한다고 하면서 1주일 분량을 주어서 다 먹어 봐도 전혀 차도가 없고, 또 다른 약국에 가도 말과 처방전은 같을 뿐 차도는 전혀 없었습니다. 다른 신체 부분도 물론이지만 위만큼은 다른 사람도 인정하고 부러워할 정도로 아무리 과식하거나 밤늦게 식사해도 소화제 복용을 하지 않아도 탈도 나지 않았었습니다.

그러던 중 위에 일어난 통증이 계속되고 몸무게가 줄면서 심상치 않다는 생각이 들었습니다.

그래서 2개월 후에 날짜를 잡고 서울의 한 종합병원에서 종합검진을 받았습니다. 결과는 위암으로 나왔습니다.

그 동안 위를 너무 혹사시켰다는 생각으로 위장병이겠구나 생각은 했지만, 눈앞에 놓여진 조직검사와 내시경의 필름 속에 나타난 제 위의 모양은 너무나 끔찍했고 선생님의 말씀이 너무 기막혀 헛웃음만 나왔습니다. 자존심 때문에 겉으로는 그 두려움과 처참한 제 모습을 다른 사람에게 감추기 위해 의연하게 받아들였지만 앞이 캄캄했습니다.

재검사와 수술입원 지시가 떨어졌지만 저는 병원치료에 제 몸을 맡기고 싶지가 않았습니다. 또 수술 후에도 재발된 환자들을 봤고 수술해도 여전히 고생하는 사람들을 봤기 때문에 제 마음은 병원 처방전이 전혀 수용되지가 않았습니다. 그래서 그대로 병원 가는 날짜를 넘겼습니다.

분명히 사람은 건강할 권리가 있고 살려고 마음만 먹으면 살길이 열립니다. 병이 있으면 분명히 치료약도 있습니다. 많이 들어본 이야기지만 이제는 그것이 제 현실이 되었고, 또 저보다도 주위에 많은 분들이 저에게 신경을 써서 분명히 고칠 것이라는 희망과 함께 좋은 약을 구하기 위해 많은 정보를 주었습니다.

그러던 중 동충하초라고 하는 좋은 버섯이 있다는 말을 듣고 그 것을 구하기 위해 수원에 있는 농업과학기술원 잠사곤충부로 갔습니다. 그러나 거기서는 파는 것이 아니고 연구만 할 뿐이라는 것이었습니다. 다시 끈질긴 노력 끝에 청주에 있는 대한잠사회에 가서야 가까스로 그 버섯을 구할 수가 있었습니다.

그 버섯을 처음 대하는 순간 너무나 기뻤고 그 모양이 너무나 신기하게 생겼고 어려움 끝에 구할 수 있었고, 그리고 내 생명을 거는 것이라고 생각하니 가슴이 벅찬 감동으로 쿵덕거렸습니다.

저는 거기서 지시해주시는 대로 시음방법을 배우고 집에 와서 정성을 다하여 누에동충하초를 복용하였습니다. 아침저녁 하루에 두 번 동충하초를 분말기에 갈아서 커피 티스푼으로 한 스푼씩 따뜻한 물(인진 쑥물)로 마시는 방법으로 계속 쉬지 않고 복용했습니다. 쉽게 나을 것 같지는 않았지만 꾸준하게 복용하면 분명히 그 버섯의 효능으로 봐서 좋은 효과가 있을 거라는 기대는 잊지 않았습니다.

동충하초를 복용하고 1년 뒤 다시 병원에서 확인해 보고 싶어 재입원하여 검사를 했습니다. 결과가 나왔는데 암은 더 이상 진전되지 않았고, 그렇다고 완전히 없어지지도 않았습니다. 그러니 수술을 하자는 것이었습니다.

그러나 저는 아직 암이 있다는 부정적인 결과보다 그 동안이라도 더 이상 진전이나 전이되지 않았다는 말에 희망을 걸기로 마음먹었습니다. 암이란 급속도로 진전되면 단 몇 개월이나 며칠 내에 치명적인 결과를 초래하는데 저는 1년이 지났는데도 이러한 좋은 결과가 어디 있나 하는 생각이 들었습니다.

판단결과 저는 다시 예전과 마찬가지로 수술하지 않고 계속 제가 하는 처방전을 취하기로 마음먹고 퇴원을 결심했습니다. 병원에서는 의사들이 완강히 만류했습니다. 의사들은 고집대로 퇴원하면 분명히 15일 이내에 119 응급차에 실려서 들어올 것이라고 호되게 나무랐습니다.

그러나 저는 "내가 하고 싶은 대로 한다. 어떤 결과에도 이의를 제기하지 않겠다"는 각서를 쓰고 반강제로 퇴원을 했습니다.

지금이 제가 병원에서 수술하지 않고 강제로 퇴원한 지 꼭 1년이고, 동충하초는 복용한 지 2년이 되는 해입니다. 극히 정상적인 생활을 하고 있고, 오히려 면역성도 좋아져서 겨울에도 감기 한번 걸리지 않고, 기관지와 폐활량도 많이 좋아져서 가래도 없어지고 체력도 많이 향상되었습니다.

그 동안에 동충하초가 세간에 인기를 끌면서 유사품이나 수입 번데기나 죽은 번데기, 심지어 매미나 다른 곤충에 종균을 뿌려서 만드는 동충하초가 많이 나와 소비자들을 많이 혼란케 하는 모습을 종종 매스컴을 통해서 보았습니다.

그러나 저는 농부들이 직접 기르는 살아 있는 누에에 종균을 뿌려서 만든 진품 누에동충하초를 더욱 효과 있게 하기 위해 많은 임상실험과 연구에 노고를 아끼지 않는 농업과학기술원과 대한잠사회의 정성이 있기에 제가 믿음을 갖고 복용하고 또 그 효능을 인정합니다.

저는 앞으로도 계속해서 제 몸을 건강하게 유지하고 더 좋은 건강의 결과로 저와 같은 환우들에게 좋은 치료의 희망적인 모델이 되기 위해서 더 정성을 다하여 누에동충하초를 계속 복용할 것입니다.

– 이계숙(여성, 서울특별시 광진구)

••••▶ 전립선암

저는 나이 67세의 젊은 노인입니다. 1997년 6월 1일, 대구의 한 종합병원에서 악성 전립선종양으로 판정을 받고 그 해 12월 17일까지 방사선 치료를 받은 환자로서 지금까지 투석치료중입니다. 다시 말하자면 암에 걸린 환자입니다.

1998년이 밝았습니다. 때마침 '신비의 동충하초' 교육을 받았습니다. 항암제가 들어 있다고 배웠습니다. 그 해 봄누에를 1상자 사육하여 동충하초 16kg을 생산하였습니다.

동충하초를 먹고부터 피로를 느끼지 않았습니다. 먹기 전에는 매일 피로하여 삶의 의욕마저 잃고 있었습니다. 가을이 왔습니다. 좀더 많이 생산해서 다른 사람을 살리는 데 공헌해야지 생각했습니다만, 가을 동충하초는 실패했습니다. 지금까지 풀리지 않는 미스터리로 남았습니다.

그런데 이상하게도 PSA검사(특이항원검사), 다시 말해서 암균이 얼마나 활동하고 있는가 하는 검사입니다. 상당히 낮은 수치가 나왔습니다(7.8). 0에 가까울수록 좋은 겁니다. 암 환자 아니면 수치가 0입니다.

1998년 가을에 동충하초 생산이 실패하여 1999년에는 못 먹었습니다. 3월 20일 PSA검사 결과(37.6)가 나왔습니다. 그래서 동충하초에는 분명히 항암제가 들어 있다고 생각했지요. 방사선 치료의 후유증이 찾아왔습니다. 대장이 파열되어 하혈이 되었습니다. 병원측에서는 어쩔 수 없는 일이라고 말씀하시지만 환자인 저로서는 상당한 고민입니다. 계속 치료를 받고 있지만 신통한 결과는 없었습니다.

제가 생각해 보니 동충하초를 먹지 못한 후부터라고 생각되어 아내에게 물어보니 저와 같은 이야기를 하였습니다. 빨리 동충하초를 생산하여 먹어야지 하면서 열심히 일을 하였습니다. 좀 쑥스러운 이야기지만 남자가 생리대를 하고 있다면 우습지요?

6월 20일, 다시 PSA검사 결과(98.4)가 나왔습니다. 이것은 다시 죽음의 길을 가는 겁니다. 환자가 되어보지 못한 사람은 이해할 수 없습니다. 의욕도 없고 삶의 보람도 없어졌습니다. 이것이 죽음의 문턱으로 가는 것인가 하고 자꾸 초조해졌습니다.

7월 5일, 동충하초가 2cm로 자랐습니다. 그날부터 생으로 먹었습니다. 수매 후에 건조하여 분말을 만들어 1일 3회 1g씩 매일 먹었습니다.

다시 저에게 큰 변화가 왔습니다. 그렇게 피곤하던 몸이 차차 회복되어 가면서 시시때때로 하혈하던 것이 이제는 살 수 있을 정도로 좋아져 가고 있습니다. 항암제주사. 머리털이 빠지는 지독한 주사를 맞고 살아남은 사람이 얼마나 됩니까? 저는 아예 항암제주사를 맞지 않았습니다.

7월 27일, PSA검사를 받았습니다. 많이 내려갔습니다(78.6). 정말 삶의 의욕을 찾았습니다. 제가 신비의 동충하초를 예찬하는 이유는 제가 직접 먹고 나서 알고 있는 상황이기 때문이지요.

저는 다시 희망을 갖고 살고 있습니다. 여러 박사님, 선생님, 그리고 동충하초 생산에 협조해 주신 영천양잠조합장님, 그리고 최 상무님, 황 부장님, 감사합니다.

– 김진경(남성, 경북 영천시)

••••▶ 식욕부진

저는 오랫동안 농업에 종사한 49세의 여성입니다. 농사일은 많지만 항상 피곤하고 누워 있고 싶고 일도 하기 싫고, 저녁이면 일찍 자지만 아침에 일어나기가 힘들어 남편 보기가 민망할 정도였습니다.

또 숨이 차고 위가 나빠 소화가 안 되고 갑상선에 도토리만한 것이 튀어나와 있고 젊어서는 흰색이었는데 몸이 마르고 검게 변하였습니다. 10여 년 동안 소화제와 비타민제를 복용하여 중독증이 되었습니다.

저는 이제는 별 수 없구나 하고 삶을 포기하고 싶을 정도로 자포자기 상태가 되었습니다. 답답하고 심할 때는 병원도 찾았지만 별 효과는 없었습니다.

그러던 중 이웃 친구로부터 동충하초를 복용하면 좋은 효과를 볼 수 있다는 말을 듣고 양잠조합장님께 문의하여 건조 누에동충하초 100g을 1998년 12월 말 구입하여 분말로 만들고 참깨를 볶아서 혼용하여 아침저녁 공복에 찻숟가락 한 스푼씩 매일 복용했습니다.

10여 일을 먹고 나니 몸에 변화가 오기 시작했습니다. 식욕이 나고 소화가 되기 시작하더니 소화제와 비타민제 생각이 없어지고 갑상선에 튀어나와 있던 것이 절반 이하로 줄어들고 항상 피곤하던 것도 사라지며 거울을 보니 전처럼 혈색이 돌아왔습니다. 저에게 새로운 삶이 시작되는 순간이었습니다.

지금은 열심히 일하고 있으며 세상에는 이렇게 잘 듣는 것도 있구나 하고 도움주신 분들께 감사한 마음을 가지고 있습니다.

– 백오순(여성, 경북 영천시)

####▶ 얼굴 기미

저는 50세의 여성이고 장사를 합니다. 5년 전부터 갑상선에 혹이 생겨 목이 아프고 자주 피곤하며 얼굴에 기미가 심하고 변비가 생겨 식욕부진으로 사업에 의욕도 없어졌습니다.

그래서 1998년 10월부터 친구의 권유로 동충하초와 대추를 달여 2개월간 복용 후부터 갑상선의 혹이 줄어들고 변비가 없어지고 얼굴에 기미도 없어져 건강이 예전상태로 회복되었습니다.

따라서 지금은 사업에 전념하며 바쁘게 살지만 피곤함도 모르고 건강하게 생활하고 있습니다.

— 장건순(여성, 서울특별시 영등포구)

####▶ 기관지염

저는 장사를 하는 44세의 여성입니다. 2년 전부터 목이 개운치 않아 병원을 찾았지만 병명을 알지 못하고 기관지염이라고 약만 처방받아 복용하곤 했습니다.

그러던 중 텔레비전을 통하여 신비의 버섯 누에동충하초를 알게 되어 100g을 구입하여 식후 티스푼 하나씩을 복용 끝에 예전에는 조금만 일하여도 견디지 못해 눈에 피로를 느끼고 오후에 낮잠을 자는 습관이 있는데 복용 후에는 몸이 가볍고 목에 기관지염도 없어지고 피곤도 모른 채 하루를 지내곤 합니다.

어려울 때 누구나 한 번씩 번데기를 먹던 생각을 하곤 합니다. 하지만 누에산업이 요즘 우리 식단에 오를 줄은 정말 몰랐습니다.

저는 15년간 음식점을 경영했습니다. 그래서 동충하초의 신비한 위력을 발휘하기 위한 식단을 마련키 위해 식단 메뉴를 뽕잎차, 누에동충하초로 음식문화를 바꾸던 중 저희 식당에서 만든 '누에동충하초잠계탕' 요리가 1999년 7월 3일 KBS 2TV 〈무엇이든 물어보세요〉 프로에 방영되어 새로운 손님들이 저희 식당을 방문 이용하고 있습니다.

저는 항상 누에동충하초를 개발하신 연구진 여러분께 감사드리면서 국민 건강을 위하여 저희 업소는 계속 노력하겠습니다.

— **최명자**(여성, 충북 청주시 상당구)

•••▶ **천식**

저는 농업에 종사하는 54세의 남성입니다. 누에동충하초가 천식과 폐병에는 명약이라는 것을 세상에 알리고 싶습니다.

누에동충하초가 만병에 명약이라는 것은 텔레비전, 라디오, 신문을 통해서 모르는 사람이 없을 만큼 널리 알려져 왔습니다. 그러나 백문이불여일견이라 제가 직접 재배해서 누구에게 주었을 때 어느 정도 효과가 있느냐가 문제입니다.

1998년 추기 누에동충하초 수확기에 마침 찾아온 사람이 천식 환자였습니다. 수년 동안 천식으로 병원에 가서 치료도 받았고 약국에 가서 약도 먹었으나 백약이 무효라는 거였습니다.

그래서 제가 누에동충하초 1kg을 주면서 물 2.5되, 대추 350g을 넣어 2시간 정도 달여서 아침저녁 식전에 먹으라고 나름대로 자세하게 알려주었습니다.

그런데 이 사람이 1999년 춘기 수확기에 또 와서 찾기에 복용효험을 물었더니 100% 천식에는 해방되었으나 재발될까 두려워 더 복용하려고 왔다고 하여 누에동충하초가 천식에는 명약이라는 것을 알게 되었습니다.

이후 저는 초등학교 2학년, 고등학교 3학년, 68세 주부 등 천식 환자와 폐병 환자에게도 권한 결과 혈색이 돌아오고 복용했던 사람이 다 100% 효과를 보았으니 이것이 바로 틀림없는 명약이 아니겠습니까.

▶ 복용자 인적사항

• 최해주(68세, 주부) : 경북 경주시

• 윤주영(고등학생) : 경북 경주시

• 황효정(초등학생) : 경북 포항시

• 백임염(폐렴 환자) : 경북 포항시

― **양영무**(남성, 경북 경주시)

····▶ 천식

저는 49세 된 여성 공무원입니다. 20여 년 전부터 기관지 천식이 심하여 환절기만 되면 목이 부어오르고 통증이 있어 말을 제대로 할 수가 없었으며 숨이 차올라 매년 1~2회씩 병원에 입원하여 보통 2주일 정도씩 치료를 받아왔습니다.

평소에도 호흡기가 좋지 않아 항상 헐떡거리며 생활하는 관계로 조금이라도 힘든 일이나 뛰는 것은 할 수가 없었으며 이에 따른 치료약을 계속하여 복용함에 따라 약 중독으로 온몸이 부어올라 언제나 2~3가지 약을 동시에 복용하면서 고질병으로 알고 지내왔었습니다.

그러던 중 누에동충하초를 작년 7월부터 약 6개월간 꾸준히 복용한 결과 지금은 몸도 가벼워지고 천식은 물론 붓거나 헐떡이는 증세가 전혀 없이 완치되어 이제는 아무런 지장 없이 직장에 충실하고 있습니다. 그리고 이제는 주위의 모든 분들에게 동충하초를 자신 있게 권하게 되었습니다.

— 이윤화(여성, 전북 완주군)

····▶ 알레르기성 기침

저는 여성 공무원입니다. 우리 아들은 만 2세가 되기 전부터 여러 신체부위에 알레르기 증상이 생기기 시작하여 초등학교 2학년 여름(1999년 여름)까지 늘 기침과 코막힘, 중이염, 아토피성 피부염 등으로 고생해 왔습니다.

그 중에서도 가장 힘들었던 것은 알레르기성 기침으로 인하여 친구들과 조금이라도 뛰어놀면 그날은 기침 때문에 잠을 못 잘 정도였습니다.

그러던 지난 가을, 직장동료의 권유로 동충하초를 복용하게 되었습니다. 동충하초 가루를 반 숟가락씩 하루에 두 번 복용하여 5개월째 접어 들어갑니다.

아직 판단하기에 이르기는 하지만 이번 겨울은 별다른 고통 없이 잘 보내고 있고, 무엇보다도 가장 기쁜 것은 친구들과 놀거나 운동을 할 때도 기침하지 않고 즐겁게 뛰어놀 수 있다는 것입니다.

– 남정경(여성, 경기도 과천시)

····▶ 고혈압과 비염

저는 26세 된 공무원입니다. 원래 건강하여 약 먹는 것은 모르고 살았었는데 10년 전부터 비염 증세로 항상 코에서 좋지 않는 냄새가 나고 잠잘 때 코고는 상태가 심하여 친구들과 잠잘 경우에는 불편한 마음을 어찌할 수 없었습니다.

그런데 마침 친지로부터 금년 4월 누에동충하초를 선물로 받고 몸에 좋다는 이야기를 들었기에 무작정 1개월간 먹어보았더니 상당한 효과가 있어 그후 100g을 구입하여 먹은 결과 지금은 코에서 나는 냄새와 코고는 증세가 완전히 낫게 되었습니다.

제가 효과를 보게 되자 몸이 비대하여 식사중에도 얼굴에 땀이 줄줄 흐르는 정도로 많이 나고 혈압이 170/120 정도로 심한 아버지께서도 혹시나 하는 마음에 누에동충하초를 구입하여 1개월간 복용하였습니다.

그 결과 얼굴에 많이 나던 땀이 없어졌으며 또한 혈압이 거의 정상으로 좋아져 지금은 혈압약을 먹지 않고도 아무런 지장이 없기에 계속하여 300g째 복용하고 계십니다.

이러한 저희 집 사례를 보고 최근 주위 분들도 복용케 되었으며 저희 가족은 자연스레 누에동충하초 홍보요원이 되었습니다.

– 정성훈(남성, 전북 전주시 덕진구)

••• ▶ 고혈압, 당뇨, 만성피로

저는 개인택시 운송업을 하는 택시기사입니다. 그런데 혈압이 높고 당뇨가 있어 항상 피곤한 관계로 늦게 일을 시작하여 일찍 귀가할 수밖에 없어 벌이가 시원치 못합니다.

하지만 원래 천성적으로 부지런한 관계로 몸이 피곤하더라도 무리를 하여 며칠 동안 열심히 일을 하면 병원에 입원할 정도로 몸이 까부라지곤 합니다.

그뿐만 아니라 신장결석 때문에 허리가 잘라져 나가는 듯한 통증 때문에 병원에 입원한 적도 한두 번이 아닙니다. 한마디로 말하면 고혈압, 당뇨, 신장결석, 만성피로 등 여러 가지 질병을 한몸에 지니고 있는 성인병 환자의 전형이라 할 수 있죠.

그러던 중 인천에 사는 여동생이 대한잠사회에서 누에동충하초 100g을 구입하여 반은 자기가 먹고 50g을 주기에 복용을 시작하게 되었습니다. 동충하초에 대해서는 제 처남이 농촌진흥청에 근무하는 관계로 이야기를 들었지만 반신반의한 상태였습니다.

하지만 원체 몸이 안 좋고 준 사람 성의도 있고 해서 열심히 먹었습니다. 설명서 내용에는 원래 하루에 3~6g을 복용하도록 되어 있으나 워낙 값이 비싼 관계로 아껴먹기 위해 아침저녁으로 각 0.5g씩 하루에 1g씩 가루를 물과 함께 50여 일간 복용한 결과 복용한 지 보름 정도가 지나면서 몸이 가벼워지고 피로가 가시는 것을 느낄 수가 있었습니다.

병원에 가서 측정해 보니 혈압도 정상이고 혈당 역시 정상으로 돌아와 있는 것을 알 수 있었습니다. 그래서 동충하초의 효능에 새삼 놀라게 되었습니다.

그뿐만 아니라 저를 수시로 괴롭혔던 신장결석으로 인한 요통도 요즈음에는 전혀 없어 또다시 한번 놀라고 있습니다. 동충하초가 원래 좋아서 모든 사람들에게 다 효과가 있는 것인지는 몰라도 하여간

제 체질에 맞는 약재를 만난 것 같습니다.

요즈음에는 고3 수험생 아들이 있어 아침 6시면 아들을 태워 등교시키는 것을 시작으로 다음날 새벽 2시 이후까지 일을 하고 있습니다. 그전에는 돈을 적게 벌어온다고 바가지가 심하던 아내가 요즈음에는 무리하다 쓰러지기라도 할까봐 안절부절 못하고 있습니다.

하지만 이렇게 새벽부터 밤늦게까지 일을 하여도 전혀 피로하지도 졸립지도 않아 제가 생각해도 믿어지지 않을 따름입니다. 택시운전을 한다는 것이 여간 피곤한 일이 아니란 사실을 감안할 때 만성피로에 시달리는 동료 운전기사들에게도 적극 권하고 싶은 마음이 간절합니다.

한 가지 참고로 말씀드리고 싶은 것은 대한잠사회에서는 1일에 3~6g의 동충하초 복용을 권하고 있지만 제 경우로 보아 판단하기에는 소화기능이 좋아 음식이 소화가 잘 되는 사람의 경우에는 하루에 1g 정도만 복용하여도 좋을 것 같습니다. 그럴 경우 100g만 가지면 100일 정도 복용이 가능하여 경제적으로 큰 부담을 느끼지 않고도 좋은 효과를 보리라 판단됩니다.

제 동생이 값이 오르기 전에 사서 100g당 150,000원에 구입하였다고 하는데 현재는 100g당 380,000원이란 말을 들었습니다. 아무리 효능이 좋아도 어지간한 사람은 구경도 하기 어려운 가격인데 최초 판매가인 100g당 150,000원 정도(그래도 많은 사람이 이용하기

에는 높은 가격임)만 되어도 월평균 40,000~50,000원 정도면 복용
이 가능하여 지속적으로 복용할 수 있을 것 같은데 안타까운 마음입
니다. 그래야 저와 같이 건강이 안 좋은 사람들이나 만성피로에 시
달리는 직장인, 운전기사 등 모든 서민들이 쉽게 접할 수 있지 않겠
습니까.

좋은 약재를 개발하여 주신 농촌진흥청 연구원 여러분들께 감사
드리며 많은 국민들이 아무 곳에서나 손쉽고 싸게 구입할 수 있는
방안을 만들어주시면 더욱더 감사하겠습니다.

– 문영배(남성, 서울특별시 강남구)

••••▶ 만성장염

저는 전북 순창군에서 수십 년간 누에를 사육하여온 양잠농가입
니다.

저는 지난해 가을부터 소량이지만 동충하초를 재배하고 있습니
다. 그 동안 저는 여러분들로부터 동충하초의 약효험을 들었습니다.
그러나 저는 별로 귀담아 듣지 않고 그저 돈이 되니까 동충하초를
재배하였습니다. 그런던 제가 뜻밖으로 동충하초 신비의 약효에 감
탄한 사례가 있어 소개할까 합니다.

저와 아내는 만성장염을 앓아오면서 약국으로 병원으로 다녀보
아도 치료가 안 되고 계속해서 배가 아프고 화장실에 자주 가지만

변도 나오지 않고 고통을 받아오다가 동충하초가 어떨까 하는 생각에까지 미치게 되었습니다.

그래서 올 봄 동충하초를 출하하고 상품가치가 없는 1cm 미만인 것을 소주 1.8ℓ에 15g 정도씩 넣어 밀봉하여 둔 것을 꺼내어 우리 내외는 술은 못 먹지만 약이라고 생각하고 매일 소량씩 복용하였습니다. 그러던 중 3~4일경부터 아픈 배가 나아지더니 10일쯤 복용하자 장염이 완전히 나아버렸습니다.

더욱이 제 아내는 혈압까지 높았는데 그 영향인지 혈압수치가 많이 떨어져 정상에 가까워졌습니다.

이런 효험을 직접 체험한 저는 동충하초를 개발하신 조세연 박사님께 진심으로 감사드립니다. 조세연 박사님께서는 동충하초의 좋은 점을 입증할 수 있는 연구를 계속하셔서 동충하초가 우리 국민의 건강에 이바지하여 주셨으면 합니다.

– 이영운(남성, 전북 순창군)

동충하초, 면역력 증강효과 크다

국내에서 개발된 누에과에 속하는 동충하초가 면역력 증강 및 피로회복 등에 효과가 있는 것으로 나타났다.

이런 사실은 최근 한국잠사학회 및 한국생명과학회가 공동으로 마련한 '제1회 국제동충하초 심포지엄'을 통해 밝혀졌다. 동충하초란 겨울에는 벌레로 있다가 여름이면 버섯 모양의 식물이 된다고 하여 붙은 이름으로 중국에서는 예부터 불로장생의 비약으로 전해져 왔다.

국내에서도 농촌진흥청이 살아 있는 누에를 이용, 동충하초를 대량으로 생산하는 기술을 개발, 1998년부터 많이 보급하고 있다.

이 심포지엄에서 서울대 천연물과학연구소 신국현 박사는 "국내에서 개발된 동충하초의 생리활성 성분들을 분석, 쥐를 이용한 동물실험 결과 면역력 효과는 대조군에 비해 2배 정도 효과가 있으며 항피로 효과는 토코페롤에 비해 1.5배 정도 효능이 있는 것으로 나타났다"고 밝혔다.

〈문화일보〉

누에고치 이용 난치병 예방·치료 특허 급증

◎ 실크펩타이드 응용 다양, 당뇨·항암제 개발 활기

누에고치가 각종 성인병은 물론 인류 난치병 예방과 치료용 고부가가치 의약원료로 거듭나고 있다.

26일 특허청에 따르면 누에고치에서 추출한 실크펩타이드 관련 특허출원은 1995년 3건, 1996년 2건에서 1997년 5건 등 완만한 증가세를 보이다 2001년에는 17건으로 최근 몇 년새 크게 늘어났다.

용도별로는 식품 첨가가 25건, 특정 질병의 치료제 이용이 14건, 피부미용을 위한 화장품용 조성물이 7건이다.

특허청은 "그 동안 화학섬유와 저가의 중국산 실크에 밀려 쇠락해오던 국내 잠사업계가 최근 누에가루와 번데기는 당뇨병약으로, 번데기에서 나온 누에동충하초버섯을 항암제 등으로 개발하면서 새로운 활로를 모색하고 있다"고 설명했다.

현재까지 알려진 실크펩타이드의 의약적 용도는 혈당치 저하, 혈중 콜레스테롤 저하, 알코올대사 촉진효과, 항치매, 항산화작용 등이다.

〈데일리메디〉

3장
동충하초,
각종 암도 치유한다

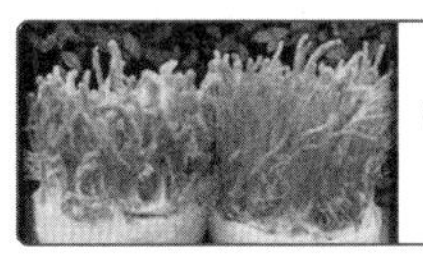

암은 전인류의 적

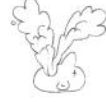 **우리나라 사람의 사망원인 1위, 암**

우리나라 사람의 사망원인 중 1위는 암이라는 사실이 2001년의 통계청이 발표한 자료가 잘 말해주고 있다. 즉 2001년에 사망한 사람 24만 3천 명 중 5만 9천 명(24.4%)이 암으로 사망한 것으로 집계되었다. 하루 평균 162명이 암으로 사망하며 8~9분당 1명씩 암으로 죽는 셈이 된다.

이와 같은 암 사망률은 지난 10년간 18.3명이 늘어 뇌혈관질환이나 심장질환, 당뇨병, 교통사고 등 10가지 사인 중 가장 높은 증가율을 나타내고 있다.

암 사망률을 종류별로 보면 역시 1위는 폐암으로 인구 10만 명당

25명을 기록하고 있다. 유명한 코미디언이었던 이주일 씨도 2002년 8월 폐암으로 사망하여 많은 사람들의 마음을 아프게도 하였지만 죽음으로서 금연의 필요성, 건강의 중요성 등 건강에 관한 많은 교훈을 남기기도 하였다.

서구식 식생활의 영향이 큰 것으로 보이는 대장암, 췌장암이나 자궁암과 전립선암 등도 증가세를 나타냈지만 위암은 소폭 줄었고 간암은 전 해와 비슷한 수준이다.

우리나라의 암 사망률은 아직 일본(238.8), 미국(200.5) 등에 비하면 높은 수준은 아니지만 지속적으로 증가하는 추세이므로 전국민적인 관심과 예방에 힘을 기울여야 할 것이다.

동충하초, 암 억제 효능 탁월

국내 연구팀이 세계 최초로 눈꽃동충하초에서 항암 성분을 분리해내는 데 성공했다.

서울시립대 김하원(45 · 미생물학) 교수팀은 3년에 걸친 연구결과, 누에에서 자란 눈꽃동충하초에서 항암물질인 아세톡시스시르펜올과 에르고스테롤 퍼옥사이드를 분리하는 데 성공했다고 16일 밝혔다.

김 교수팀에 따르면 아세톡시스시르펜올 등은 한국인에게 흔히 발생하는 위암 · 간암 · 대장암 등의 세포를 억제하는 데 탁월한 효능을 나타내는 항암물질이다. 또 동충하초 등 일부 버섯에만 존재하는 에르고스테롤 퍼옥사이드는 항암작용뿐만 아니라 항바이러스 및 발암억제에 큰 효과를 나타내는 물질로 알려져 있다.

김 교수팀의 실험결과 아세톡시스시르펜올과 에르고스테롤 퍼옥사이드는 현재 항암제로 사용되고 있는 시스플라틴보다 최고 6배의 항암효과를 발휘한 것으로 나타났다.

김 교수팀은 조만간 눈꽃동충하초에서 항암제를 추출하는 기법 등에 관한 특허를 출원하고 제약회사와 공동으로 아세톡시스시르펜올 등을 항암제로 개발하는 방안을 추진할 계획이다.

〈문화일보〉

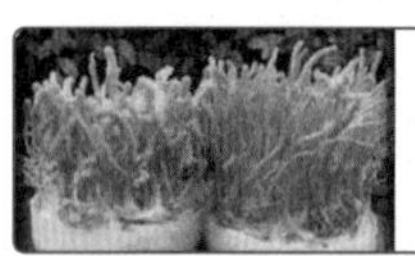

암 환자의 동충하초 복용 체험사례

일본에서 동충하초를 환자에게 사용한 임상사례를 소개하고자 한다.

서양의학과 동양의학(한방)을 함께 치료방법으로 이용하고 있는 의사(고바야시: 小林)가 암 치료를 하는 데 동충하초를 주로 이용하고 있는 사례이다. 다만 일본에서는 동충하초가 의약품이 아니기 때문에 희망하는 환자에 한해서 사용을 하게 하고 동충하초의 효과를 고려하여 다른 한방약도 병용하고 있다.

1994년부터 동충하초를 복용한 환자들에 대해서 일일이 기록하고 있으며 연간 약 200명씩 지금까지 약 2,600여 명의 암 환자가 동충하초를 실제로 복용한 것이다. 임상에 응한 환자들은 주로 말기 암 환자, 수술 후 경과를 고려한 환자, 전이로 복수가 찬 복막염 환자, 의사가 3개월 또는 6개월의 시한을 선언한 환자들에게 시한을 연장하기 위해서 동충하초를 사용하였다.

1,200여 명의 환자의 기록을 보면 놀랍게도 40% 정도가 증상이 현저히 개선되었고 이 중 4% 정도는 암세포가 완전히 소멸되었다고 한다. 담당의사는 향후 많은 환자들의 생명을 동충하초로 구할 수 있다고 확신하고 있다.

동충하초를 사용한 환자는 사람에 따라 빠르면 2주 정도 지나면 몸의 상태가 좋아진다고 한다. 다른 건강식품이나 한방약, 의약품보다도 빨리 효과가 나타나는 것이 특징이라 할 수 있다. 여기에 소개하는 환자들의 이름은 각자의 프라이버시를 생각하여 가명으로 소개된 것이라 한다.

절제수술한 부위가 유착되거나 수술 후 장폐색이 병발하는 경우에 동충하초를 복용하면 곧 방귀가 나오고 변이 잘 나오며 식욕이 회복되거나 체력이 좋아진다. 그리고 종양이 점차 작아지고 혈소판이나 백혈구의 수가 증가하게 된다.

통상적으로 재수술을 하게 되는 치명적인 질병을 다만 마시는 것만으로도 치료될 수 있는 경우란 동충하초뿐이 아닌가 생각된다. 식욕회복은 동충하초를 마시면 금방 알 수 있게 된다. 사람이 건강할 때는 식욕이 왕성하여 오히려 비만이 걱정되기도 하지만 일단 병과의 전쟁이 시작되면 필요한 영양소를 섭취해야 할 뿐 아니라 체력을 강화해야 한다.

동충하초는 위장암에 대한 쾌유와 소멸 실적이 있는데 소화기의 운동을 활발하게 하는 작용을 한다. 건강한 세포에게 활력을 주어 암으로 손상된 몸을 회복시켜준다.

항암제의 투여로 체력이 저하되고 식욕이 떨어진 경우에 동충하초는 절대적인 위력을 발휘하여 항암제로 손상된 소화기능을 찾아주고 영양의 흡수를 활발하게 한다. 소화기관은 항암제의 투여로 손상되기 쉬운 기관이다. 항암제의 부작용을 없애주는 기능을 가지고 있다는 것은 임상으로 실감하게 된 사실이다.

혈소판이나 백혈구의 증가는 암으로 인하여 떨어진 신체의 면역기능을 되찾아준다는 것을 의미한다. 면역기능도 항암제의 투여로 손상되기 쉽다는 것은 잘 알려진 사실이다. 항암제의 부작용을 없애고 건강을 되찾아주는 작용을 하는 건강식품은 동충하초란 사실을 명심할 필요가 있다.

••••▶ 위암에서 인후암으로 전이된 암도 회복

1998년 8월, 위암으로 진단되어 위 전체를 들어내었다. 그후 특별한 일도 없었는데 이듬해 8월경에 인후암으로 전이가 된 것이 발견되었다. 방사선 치료를 하였지만 몸 전신상태가 악화되어 마시는 것조차도 힘든 지경에 이르렀다.

이런 악조건에서 마침 동충하초를 알게 되어 복용을 시작하였고, 9월경부터 식욕이 나서 현재는 밥을 먹을 수 있는 상태가 되었다. 지금도 동충하초를 계속 먹고 있다.

– 여성, 78세(H씨)

••••▶ 전립선암

1998년 12월에 전립선암으로 진단받고 호르몬요법 치료를 받았지만 종양도 점차 커지고 배뇨조차도 곤란해지기 시작하였다.

1999년 9월, 다른 진료소에 가서 초진한 결과 촉진(觸診)에서도 확실히 전립선암으로 판단되는 소견을 보였다. 종양마크가 초진시 PA(전립선특이항원, 전립선암의 지표. 정상치는 4.0 이하)가 7~8로 상승한 상태에서 동충하초를 복용하기 시작하였다.

그 해 11월에는 PA가 0.7 정도가 되어 정상으로 회복되었고 배뇨곤란도 없어지게 되었다. 그후 정기적으로 병원에 들러 점검을 하고 있으며 지금도 동충하초를 복용하고 있다.

지금까지의 호르몬 치료로 내려가지 않았던 종양마크가 3개월간의 동충하초 복용으로 극적으로 내려갔다.

– 남성, 64세(K.H씨)

1999년 2월에 2.5mm 정도의 음영을 가진 우측 폐에 암이 생긴 것으로 진단받고 입원하여 항암제를 투여하고 경과를 관찰한 결과 그 해 6월에 우측 쇄골(鎖骨) 아래에 있는 임파절에 전이가 확인되었다.

항암제요법의 재개가 예정되어 있었지만 동충하초를 복용하게 되었고 동시에 보중익기탕(補中益氣湯)을 마셨다. 그 해 9월에 호흡곤란 증세가 있었다.

또한 CEA(암태아성항원. 혈청 혈장 중에 2.5mg/㎖ 이하가 기준치)가 20.1로 높은 수치를 나타내었고 CA-125(난소암, 자궁암의 측정지표. 혈청 중에 35U/㎖ 이하가 기준치)도 235로 높은 수치를 나타내었다.

그 해 11월에 CEA가 3.0으로 떨어지고 CA-125가 75 이하로 떨어지면서 호흡곤란도 없어지고 차츰 식욕도 나기 시작하였다. 현재까지도 동충하초를 복용하고 있으며 항암제 투여는 일절 하지 않고 있다.

- 여성, 50세(S.Y씨)

••••▶ **수술불능 상태의 위암이 차츰 개선**

2001년 6월에 위암으로 진단을 받았고 수술불능 상태란 이야기를 들었다. 이때는 식욕도 없고 물조차도 먹을 수 없는 상태였다. 경구적으로 항암제 투여를 하면서 8월 초부터는 동충하초를 먹기 시작하였다.

9월이 되자 식욕이 당기고 해서 동충하초와 한약재인 십전대보탕을 함께 복용하였다. 차츰 몸의 상태가 좋아지기 시작하고 다음에 CA19-9(위암의 종양마크. RIA법에 의한 기준치는 37U/㎖ 이하)와 CA-125의 수치가 좋아지기 시작하였다.

구분	8월 초	9월 말
CA19-9	76.5U/ml	53.4U/ml
CA-125	42.6	35.6
암성 빈혈	+	+

암성 빈혈은 계속되고 있었지만 위암이나 자궁암이 현저히 개선되어가고 있는 것을 알 수 있었고 지금도 동충하초를 먹고 있다.

– 여성, 25세(R.Y씨)

•••▶일본 의사가 말하는 동충하초의 좋은 점

○수명 연장 효과가 있다

시한부 3개월을 선언받은 사람이 5년 이상 생존해 있는 경우도 있었다.

이 중에는 약 1주일 정도 복용하는 것으로도 암이 없어진 사람도 있지만 보통은 2주에서 1개월 정도 후에 동충하초의 효과를 본 경우가 많았다.

◦ **항암제의 부작용을 억제하는 효과를 기대할 수 있다**

항암제는 머리털이 빠지고 열이 나는 등의 부작용이 있지만 동충하초는 이런 부작용을 경감시키는 작용을 한다.

◦ **높은 면역력을 지속적으로 유지시키는 작용이 있다**

동충하초를 먹는 것을 중지해도 건강상태가 유지되는 경우도 있는 것을 볼 때 신체의 면역력이 높아진 상태로 유지될 가능성 때문에 효과가 지속된다고 생각할 수 있다.

◦ **여러 가지 작용을 하는 유효성분을 가지고 있다**

면역력을 높여주는 성분, 피로를 회복시켜주는 성분, 혈당이나 혈압을 낮추어주는 성분 등이 함유되어 있지만 몸이 필요한 성분만을 섭취하는 듯하다.

방사선요법, 화학요법, 외과적 요법 등과 같이 써도 문제가 없다. 또한 현대의학적으로 손을 쓸 수 없는 말기 암에도 동충하초를 사용하여 수명이 연장되거나 암을 소멸시키는 경우가 있는 것을 볼 때 참으로 경이로운 것이라 아니할 수 없다.

••••▶ 왜 동충하초를 권하나

다음은 동충하초를 가지고 임상을 실시한 고바야시 의사의 말을 그대로 적어보았다.

의사인 나도 처음에는 동충하초의 효능을 신뢰할 이유가 없었다. 그런데 항암제 이외에 암에 좋은 한방약이나 건강식품을 찾던 중 동충하초의 존재를 알게 된 것이다.

처음에는 전혀 자신을 갖고 있지 않았다. 암에 좋다는 소리를 듣기는 하였으나 건강식품 중에는 그 효과가 과장되게 알려지는 것들이 많기 때문에 동충하초도 그런 종류와 같은 것이 아닐까 의심을 하고 있었다.

그러나 실제로 동충하초를 사용해 보니 의약품보다도 단기적으로 환자의 몸 상태가 빨리 개선되고 말기 암의 경우도 4%까지 완전히 치료되는 것을 보았다. 이 수치는 결코 적은 것이 아니다. 다른 방법으로는 전혀 치료가 불가능하였던 암을 깨끗하게 소멸시켜버리고 마니까.

그러나 나는 이것만으로 만족할 수는 없었다. 왜냐하면 나는 서양의학을 공부한 몸이기 때문이다. 동충하초가 왜 암을 소멸시킬까, 그 메커니즘은 무엇일까 하고 알고 싶어하던 중 대학의 한 논문을 보게 되었다. 동충하초에는 만니톨, 다당체, 에르고스테롤 등과 같은 유익한 생리활성물질이 들어 있다는 것을 알고 동충하초는 '진짜 물건이다' 라는 생각이 들었다.

현재도 아직 잘 알려지지 않은 작용기전이 여러 가지 있겠지만 기본적으로는 동충하초가 면역력 부활제나 항암제나 손상된 DNA 복구제의 역할을 하는 것이라 생각한다. 나는 암에 유익한 한방약 등을 백방으로 찾고 있지만 아직까지 동충하초만큼 좋은 것을 발견하지 못하였다.

••• ▶ 효과가 있나 없나 마시면서 곧 실감할 수 있다

동충하초의 좋은 점의 하나는 전혀 부작용이 없다는 것이다. 하지만 그렇다 하더라도 먹어보아 체력이 나빠지게 되면 먹지 않는 것이 좋다. 왜냐하면 말기 암 환자의 경우 체력이 저하되면 곧 죽음을 의미하게 되기 때문이다.

동충하초는 먹기 시작하면 곧 좋아진다는 것을 실감할 수 있기 때문에 몸에 맞나 안 맞나 판단하기가 쉽다. 나는 환자가 동충하초를 계속 먹기를 희망할지라도 몸의 상태가 좋아진다는 것을 느끼는 환자에 한하여 투여를 계속해왔다. 건강식품은 보험의 대상이 아니므로 몸에 맞지 않는 것을 계속 먹게 하는 것은 환자에게 큰 부담이 되기 때문이다.

많은 임상사례를 눈으로 보아왔기 때문에 체질에 따라, 또 암의 종류에 따라 적절한 사용방법을 알게 되었지만 많은 암 환자들의 생명을 구할 수 있는 좀더 좋은 치료방법을 개선해 가는 것이 앞으로의 목표이다.

동충하초는 암 치료의 부작용을 경감시키는 힘을 가지고 있다. 왜 그러는지 동양의학적으로 한번 생각해 보자.

동양의학은 사람의 체질에 따라 쓰는 약을 크게 6가지로 나눈다. 동충하초에 함유된 여러 가지 물질의 작용이 완전히 해명되지 않았지만 동양의학적인 관점에서 보면 동충하초는 양(陽)의 성질을 가지고 있는 건강식품이라 할 수 있다. 이것은 음(陰)의 반대로 신체를 따뜻하게 하는 성질을 가지고 있는 것이다. 음은 몸을 냉하게 하는 성질의 것이다.

이 이상의 큰 요인으로서 환자의 몸을 냉하게 하는 것이 있다고 한다면 의사가 행하는 암 치료 외에는 생각할 수 없다. 항암제나 방사선 등을 사용하는 것은 면역력을 저하시키고 환자의 몸을 냉하게 하는 것이다.

동충하초는 암 치료의 부작용을 제거해주는 것으로 신체가 가지고 있는 자연치유력을 회복시켜 암을 쳐부셔버리는 힘을 발휘한다고 할 수 있다. 암 치료의 부작용을 제거한다면 치료효과가 올라가는 것은 당연한 것이다. 동충하초를 병용하는 치료가 효과가 올라가는 것은 전혀 무리가 없다고 생각한다.

몸을 냉하게 하는 서양의학의 치료가 오랫동안 행하여 왔지만 최근에는 각각의 체질에 맞는 복수의 항암제로 보다 확실한 효과를 올릴 수 있는 방향으로 치료법이 바뀌어 가고 있다.

••••▶ 수술 1개월 보름 전에 동충하초 복용으로 위암이 치료되다

의사인 내가 처음 동충하초의 작용을 실감한 것은 전부터 알고 있는 한 남자가 암에 걸렸을 때 동충하초를 시험하면서부터이다.

그는 조직학적 검사에서 암이라고 판정된 상태에 있었다. 위암(분비형 선암)으로서 초기이지만 내시경검사에서 위 내벽에 확실한 병징을 보였다. 다행히 임파절(淋巴節)로의 전이는 없었다. 주치의가 이 환자에게 행하고자 하는 치료는 1개월 후에 위의 절반이나 3분의 1을 절단 수술하는 것이었다.

장기류의 암에 대한 외과수술의 주류는 '의심이 가면 자른다' 이다. 암 병소만이 아니라 주변의 정상조직도 함께 잘라낼 계획이었다. 환자가 수술을 2개월 정도 연기하고서 내게 상담을 요청하였으므로 나는 동충하초의 복용을 권하였고 이 환자는 1개월 보름 정도 먹었다.

그 이후 경이적인 결과가 나왔다. 드디어 수술할 단계가 되어 내시경으로 상세히 검사를 했는데 암을 찾을 수가 없었다.

이것을 불가사의하다고 생각한 주치의가 CT검사를 했지만 이전에 보았던 두껍게 변질된 위벽은 그곳에 없었고 위는 완전히 정상이 되어 있었다. 특히 병리조직 검사도 실시하였지만 이것도 아주 음성 반응을 나타내었고 암은 완전히 없어져 버렸다.

90세의 할아버지가 폐암으로 진단되었다. 담당의사는 환자가 너무 고령이고 체력이 약해 치료를 할 수 없으니 집에서 요양이나 하라고 지시한 상태인데 그 환자의 자식들이 동충하초의 존재를 알고 6개월 정도 환자에게 마시도록 하였다.

그후 검사결과 암은 없어졌다. 담당의사는 크게 놀랐다. 암이 사라진 이유는 동충하초 때문이지만 의사는 건강식품의 효과에 대하여 믿을 수도 없고 안 믿을 수도 없고 아주 곤혹스러워했다.

어쨌든 90세의 할아버지에게 기적이 일어났는데, 폐암에 대하여 그후 재발은 없었으며 지금의 건강은 양호한 상태라 한다.

이물질이 체내에 침입하면 임파구가 증가한다. 이것은 이물질과 싸우기 위한 면역기능이 활발하기 때문이다. 임파구의 수가 증가할수록 면역기능이 높다고 평가할 수 있다.

일본 도후쿠(東北)대학 약학부의 연구팀이 행한 실험에서 비장세포 100만 개 중 400개의 임파구가 있는 실험용 쥐에 이물질인 양(¥)의 피를 주사한 후 눈꽃동충하초 추출물을 경구 투여하고서 비장 중의 임파구의 수를 조사한 것을 보면 그 수가 2배 이상으로 증가한 것을 볼 수 있었다.

즉 실험용 쥐에 경구 투여한 경우 면역력이 높아진 것은 간접적인 종양 억제효과가 있다고 할 수 있다.

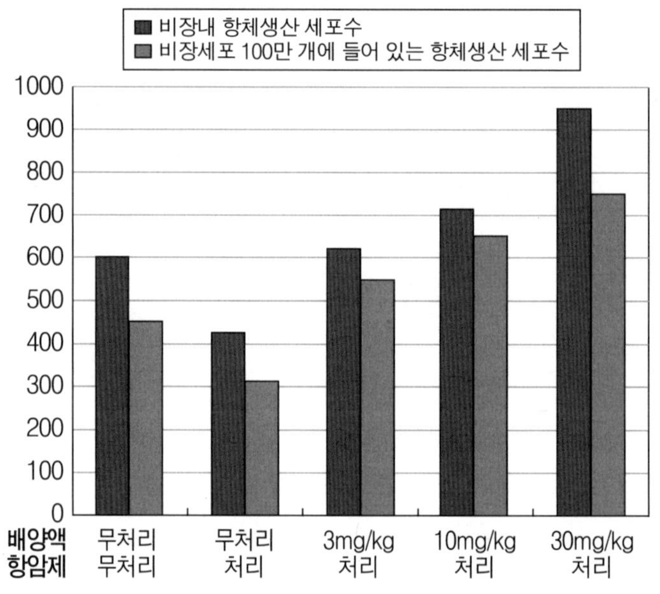

[그림 13] 항암제 투여시 항체생산 억제에 대한 눈꽃동충하초의 보호효과

국내 암 발생률 2위 폐암

– 당신의 폐가 타들어갑니다

◎ 폐에 좋은 먹을거리

비타민 A가 결핍된 식사를 장기간 하게 되면 폐암 발생률이 증가한다는 연구가 있다. 이는 반대로 시금치, 당근, 두부, 고기 등 비타민 A가 풍부한 음식을 많이 먹으면 폐암 예방에 도움이 된다는 뜻이다.

또 폐기능이 약한 사람이라면 복숭아, 파, 보리, 양고기, 살구, 부추와 약간 매운 음식도 좋다. 매운 음식은 폐의 혈액을 순환시켜줘 노폐물 제거를 도와준다. 그러나 너무 많이 먹으면 되레 병이 심해질 수 있다. 폐에 좋은 먹을거리를 살펴본다.

▲ 은행 : 폐의 기운을 맑게 하고 기운을 북돋워준다. 사골뼈 진국이나 소 허파 한 근에 은행 20알을 넣고 고아 마신다. 가래가 심할 때는 은행의 겉껍데기만 벗겨 프라이팬에 볶아 1회 1~2알, 하루 3회씩 몇 달 장복하면 가래가 많이 가라앉는다.

▲ 복숭아 : 폐의 기운을 북돋우고 기침을 멎게 한다고 알려졌다. 특히 담배의 니코틴을 제거하는 효과가 있어 흡연자에게 좋다. 생과일에는 섬유질이 풍부해 변비도 예방해준다.

▲ 동충하초 : 폐를 강화하고 담과 가래를 삭히는 효과가 있다. 기침을 멎게 해줘 폐결핵, 거담, 진해 등의 치료에 사용된다. 또 신장기능 강화와 원기를 북돋워준다.

〈경향신문〉

동충하초, 항암효과 크다

살아 있는 누에에 우수 균주를 접종시켜 생산한 누에동충하초가 면역증강, 항피로, 항스트레스 외에도 암, 에이즈까지 예방하는 것으로 밝혀져 기능성 식품은 물론 치료의약품으로의 개발 가능성이 제시됐다.

살아 있는 누에를 이용해 자연 상태에서 채취되는 동충하초와 동일한 형태의 고품질 동충하초 생산기법은 농촌진흥청 농업과학기술원 잠사곤충부(연구책임 조세연 박사)가 국내 처음으로 개발했다.

신국현 서울대 천연물과학연구소는 농진청에서 재배한 누에동충하초의 약리적 효능을 규명하기 위해 쥐를 통한 생리활성 검색 결과 면역증강은 물론 항암효과까지 확인돼 향후 유용성 신물질 창출을 통한 신약 개발도 기대된다고 밝혔다.

또 농촌진흥청 잠사곤충부 조세연 박사팀과 한동대 생의약연구소 송성규 교수팀은 3년의 연구 끝에 누에동충하초 품종의 하나인 J300에서 에이즈 바이러스 저항성 물질 2종을 추출하는 데 세계에서 처음으로 성공했다고 발표했다.

인간의 세포를 증식시킨 숙주세포에 에이즈 바이러스를 감염시키면 대부분의 세포는 죽지만 이번 추출에 성공한 유기화합물을 투여하면 세포의 생존율이 증가하고 그 농도를 높일 경우 숙주세포가 되살아났다고 송 교수는 밝혔다.

특히 J300누에동충하초에서 추출한 물질을 쥐에 투여한 결과 독성이 거의 없는 것으로 판명돼 신약개발 이전에 에이즈 치료 보조식품으로 활용이 가능한 것으로 나타났다.

〈식품음료신문〉

4장
다양하게 이용되는
동충하초

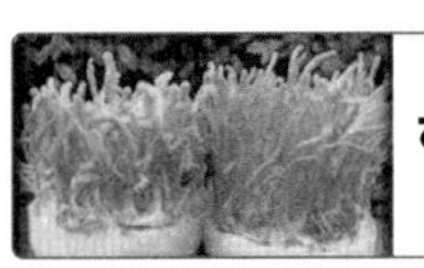

한방약재의 원료 및 의약품의 소재로 활용

차, 술, 음료, 건강보조식품으로도 이용

중국의 의서인 《본초종신》에 의하면 동충하초는 지혈화담(止血化痰), 보폐익신(保肺益腎)이라 하여 피를 멈추게 하고 가래를 삭이며 폐와 신장의 기능을 좋게 하는 등의 효능이 있어서 주로 약으로 이용되어 왔다.

또한 또 다른 문헌을 보면 중국의 주나라 때부터 약과 일반식품을 잘 조화시켜 약효도 있으면서 맛도 향기도 빛깔도 좋은 약선(藥膳)요리를 만들어 먹어왔으며 특히 황제의 무병장수와 보양을 위해서 황실에서만 전통적으로 동충하초 오리수프요리를 만들어 먹었다는 기록이 있다.

[표 10_ 동충하초의 이용실태(2001년)]

(단위 : 종)

구분	한국	중국	미국	일본	기타
차	-	2	-	-	-
음료	1	3	-	2	1
술	1	6	-	-	-
건강보조식품 (캡슐, 정제, 분말)	8	3	11	5	4
한방약재	-	1	-	-	-
요리	4	6	-	-	-

이러한 근거에 의해서인지 최근에는 [표 10]에서 보는 바와 같이 차, 술, 음료, 건강보조식품, 요리 등의 형태로 동충하초를 이용한 각종 가공제품들이 전세계적으로 많이 나오고 있다.

국내에서는 농촌진흥청에서 누에동충하초를 개발하기 전까지는 동충하초를 이용한 가공제품이 전혀 없었지만 누에동충하초의 대량 생산 기술개발과 우수한 약리효과 구명, 식품원료로의 사용승인 등 이 이루어지면서 1999년부터 양잠농가가 생산한 동충하초를 원료로 한 음료와 술이 시판되고 있다.

누에동충하초는 세계적인 추세로 보아 앞으로 차, 분유, 스낵류 등의 가공식품과 각종 요리를 만드는 데 적극적으로 이용될 것으로

생각되며 한방약재의 원료 및 의약품의 소재로도 활용이 크게 기대
된다.

동충하초 먹는 방법

《본초강목(本草綱目)》에서는 동충하초를 닭과 같이 삶아 먹으면
폐기종을 치료하고 기관지염과 숨이 차는 것을 치료할 수 있으며 또
한 15kg의 동충하초를 고기(쇠고기, 양고기, 돼지고기)와 같이 삶아
먹으면 음위(생식불능, 성교불능), 빈혈, 유정 치료에 좋고 개고기와
같이 삶아 먹으면 맛이 좋을 뿐만 아니라 성기능이 좋아지고 음위를
고친다 하였다.

현대 중의학에서 인정하고 있는 사실 중의 하나가 동충하초는
보양제로서 남녀노소가 연중 먹을 수 있는 강장제라는 것이다. 동
충하초를 쪄서 먹으면 협심증 치료, 피로, 기침, 허리 및 다리 통증,
병후 허약, 만성기관지염, 폐결핵, 빈혈, 신경쇠약 등의 치료에 도
움이 된다.

동충하초는 음양이 잘 조화된 식품이므로 한약재와 같이 사용하
거나 음식물에 넣어서 먹더라도 잘 어울린다. 시중에 유통되는 살아
있는 누에를 이용하여 만든 누에동충하초는 버섯을 냉동 건조시켜

버섯 모양 그대로 포장 용기에 넣어놓은 것이므로 복용할 때는 건조 버섯을 가루로 만들어 물과 함께 마시거나 버섯을 물에 끓여 마시면 된다.

좀더 구체적으로 먹는 방법을 보면 가루내어 먹을 경우는 1일 3g을 2회 또는 3회로 나누어서 먹되 식전, 식후 가릴 것 없이 매회마다 1g 정도(1스푼 정도)씩 먹는다. 몸이 약한 경우는 하루에 3g 이상을 복용하여도 좋다.

그러나 처음 먹을 때 체질에 따라서는 간혹 설사를 하는 경우가 있는데 이때에는 하루 먹는 양을 줄여서 먹어보고 문제가 없으면 양을 늘려가는 것도 하나의 방법이다.

또한 끓여먹을 경우는 동충하초 건조버섯 50g 정도를 대추나 구기자 등과 함께 약탕관이나 솥에 넣은 후 물을 붓고 서서히 끓여 달인다. 한 번 끓여 낸 후 재탕, 3탕을 하여 세 번 다린 것을 합쳤을 때 1,800cc(1되 정도)가 되면 적당하다. 이것을 하루에 100cc씩 한 번에 먹든지 두 번에 나누어 먹으면 된다. 물론 하루에 100cc 이상을 마셔도 상관은 없다.

'건강을 마신다' 사랑받는 대표 브랜드

◎ 남양유업 '위풍당당' 시리즈

남양유업이 30~40대 남성을 주 타깃으로 한 건강음료 '위풍당당' 시리즈가 인기다. 남양유업의 '위풍당당 동충하초'는 매달 100만 병 이상 팔리는 히트제품이다. 남양유업이 지난 1999년 국내에서 처음으로 동충하초 제품을 내놓은 후 유사제품이 봇물을 이룰 만큼 폭발적인 인기를 끌고 있다.

위풍당당 동충하초는 인삼, 녹용과 더불어 중국의 3대 한방약으로 꼽히는 동충하초를 이용해 만든 건강 드링크다. 누에에 인공재배한 동충하초로 만든 원료를 사용한 것.

동충하초는 겨울에는 벌레(충), 여름엔 버섯(초)이 되기 때문에 붙은 이름이다. 곰팡이의 일종인 동충하초균이 살아 있는 곤충의 몸속으로 들어가 자라는 곤충기생성 약용버섯이다. 동충하초균이 겨울 동안 벌레 몸속에 들어가 살고 여름에 양분을 빼앗긴 벌레가 죽으면 버섯이 되는 것이다.

동충하초균에 감염된 곤충은 버섯이 나오기까지는 죽어도 썩지 않고 미라처럼 형태를 유지하는 게 특징. 현재 세계적으로 300여 종의 동충하초가 있는 것으로 알려져 있다. 중국에서는 특히 동충하초를 인삼 및 녹용과 함께 3대 한방약으로 꼽을 만큼 불로장수 비약으로 인정받고 있다.

현대 과학이 밝혀낸 동충하초의 효과도 탁월하다. 최근 연구결과에 따르면 동충하초는 항암작용을 포함한 면역기능 강화, 자연치유력 증강, 자양 증강, 마약중독 해독, 운동능력 향상 등에 효과가 있다.

〈문화일보〉

별난 '음료' "이런 맛도 있었네"

'이런 음료도 있었네?

음료시장에 독특한 재료와 스타일의 '이색 음료'가 속속 등장하고 있다. 쌀 농축액으로 만든 쌀 음료에서 동충하초, 호박 등을 넣어 만든 향토색 짙은 음료까지 다양한 제품이 쏟아지고 있는 것.

남양유업은 동충하초가 항암, 항피로 효과가 뛰어나며 면역기능 강화, 노화방지 등에도 효과가 있다고 주장하면서 드링크 시장에 새로운 돌풍을 일으킬 것으로 기대하고 있다.

베지밀을 생산하고 있는 정식품은 최근 대전대 한의과와 공동연구를 거쳐 건강음료인 '호박칠군자'를 출시했다.

롯데칠성음료는 천연과즙과 우유를 혼합한 국내 최초의 제품인 '스무디아' 2종(180㎖)을 6월부터 발매, 청소년 학생들 사이에서 인기를 끌고 있다.

〈동아일보〉

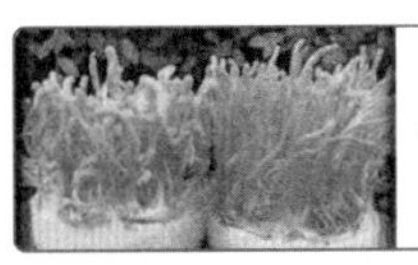

동충하초 요리

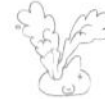 **동충하초 약선요리법**

중국에서 건강식으로 인기를 끌고 있는 동충하초에 관한 몇 가지 약선(藥膳)요리법을 소개하면 다음과 같다.

••••▶ 충초홍조돈갑어(蟲草紅棗燉甲魚)

주재료 동충하초 10g, 대추 20g, 자라 1마리(약 1kg)

부재료 육수 1kg, 청주 30㎖, 파 6g, 마늘 4개, 소금 6g

요리법

❶ 자라를 도마 위에 뒤집어 놓고 머리를 내밀었을 때에 재빨리 목을 잘라 피를 뺀다. 이어서 발가락 끝을 자르고 등딱지를 벗

겨 내장을 꺼낸 다음 4등분하여 깨끗이 씻어놓는다.

❷ 동충하초는 깨끗이 씻어 놓고 대추는 뜨거운 물에 잠시 담가 놓는다.

❸ 냄비에 물을 부어 센 불에 올려놓는다. 끓어오르면 자라를 넣고 살짝 삶은 다음 꺼내 넓적다리 부분의 지방을 잘라낸다.

❹ 그릇에 자라를 넣고 모든 준비된 재료를 넣고 센 불로 2시간 정도 찐다.

효능 자라와 동충하초는 신장의 작용을 높여 성기능을 강화한다. 대추는 체력증강에 효과를 발휘한다. 따라서 이 요리는 저하된 신장기능을 보강함으로써 생식기의 기능을 활발하게 하고 몸에 활력을 준다.

특히 이런 사람에게 좋다

- 다리, 허리가 나른하고 쉽게 피로해지며 야위고 몸이 허약한 사람
- 유정(遺精), 조루, 임포텐츠 등으로 고생하는 사람
- 월경이 불순하거나 백대하가 나오는 사람
- 치질로 고생하는 사람
- 늘 피로한 사람

••• ▶ 충초돈야압(蟲草燉野鴨 : 오리와 동충하초조림)

주재료 동충하초 10g, 돼지고기(살코기) 60g, 햄 15g, 오리 1마리(약 1.5kg)

부재료 생강 6g, 파 6g, 소금 약간, 청주 10㎖, 육수 750㎖, 낙화생기름 10㎖

요리법

❶ 잡아서 손질한 오리를 준비하여 발을 자르고 끓는 물에 살짝 삶아 깨끗이 씻어놓는다.

❷ 돼지고기는 6등분, 햄은 5등분하여 각각 끓는 물에 살짝 삶아 놓는다.

❸ 파는 큼직큼직하게 썰고 생강은 얇게 썰어놓는다.

❹ 중국냄비에 낙화생기름을 넣고 센 불에 올려 뜨거워지면 오리와 파와 생강을 각각 3g씩 넣고 볶는다. 이어서 끓는 물 250㎖을 붓는다. 끓어오르면 그대로 30초 동안 두었다가 오리를 꺼내 물기를 잘 빼놓는다.

❺ 그릇에 오리를 넣고 돼지고기와 햄, 동충하초, 파와 생강을 각각 3g, 소금과 청주 끓는 물 500㎖을 첨가하여 찜통에 넣는다. 센 불로 2시간쯤 찐 다음 오리를 그릇에서 꺼내 식힌다. 찐 국물에서 파, 생강과 때 같은 것을 제거해 놓는다.

❻ 오리가 식으면 모양이 망가지지 않도록 조심하면서 목뼈와 가

슴뼈를 제거한 다음 찐 국물이 들어 있는 그릇에 넣고 육수를
붓는다. 그것을 다시 찜통에 넣고 센 불로 약 1시간 찐다.

효능 동충하초는 몸을 따뜻하게 하고 호흡기의 기능을 증강시켜
기침을 멈추게 하며 가래를 삭이는 역할을 하므로 특히 폐결핵의
치료에 흔히 사용된다. 또 신장의 기능을 높이는 작용을 하므로
성기능의 저하를 개선하기도 한다. 동충하초에 오리고기를 조합
하면 우수한 자양강장 효과가 나타난다.

특히 이런 사람에게 좋다

- 신장기능이 저하되어 다리, 허리가 무력하고 귀울음, 유정, 조루 같
  은 증상이 있는 사람
- 폐결핵 등에 의한 기침, 혈담으로 고생하는 사람
- 병후 몸이 쇠약해진 사람
- 질병에 대한 저항력이 약한 사람

••••▶ 충초증금전귀(蟲草蒸金錢龜 : 거북과 동충하초찜)

주재료 동충하초 10g, 햄 30g, 돼지고기 120g, 거북 1마리(약 2kg)

부재료 육수(닭을 재료로 한 것) 1.5㎘, 청주 30㎖, 생강 5g, 파 5g, 소금 · 후추 · 물은 적당히

요리법 충초홍조돈갑어 요리법과 비슷하다.

효능 거북은 위장의 소화흡수기능을 촉진시켜서 신진대사를 높이는 한편 신장기능을 증강시키는 효과가 있다. 거북과 다른 여러 가지 재료를 조합하여 만든 요리는 소화기, 호흡기, 비뇨생식기 등의 기능을 활발하게 하는 동시에 조혈작용을 높이고 온몸을 자양하는 작용을 한다.

특히 이런 사람에게 좋다

• 소화불량으로 고생하는 사람
• 다리, 허리가 무력하고 쉽게 피로해지는 사람
• 빈혈증세가 있는 사람
• 질병에 대한 저항력이 약한 사람

[유태종 박사의 '음식궁합']

동충하초와 사슴꼬리

중국에서는 인삼, 녹용과 함께 동충하초가 귀한 3대 한방재료로 알려져 왔고 불로장생의 비약으로 취급됐다. 등소평이 강장강정제로 이용했다고 해서 유명해졌다. 중국 육상선수들이 세계신기록을 수립한 것도 동충하초 음료 덕분이었다는 소문이 퍼지면서 더욱 화제에 오르게 됐다.

동충하초는 겨울에 곤충의 몸에 기생했다가 여름에 곤충이 죽으면 거기서 풀처럼 돋아나온다고 해서 붙여진 이름이다. 대부분 계곡에, 잡초가 비교적 적은 습지에 자생한다.

동충하초는 항암효과가 대단히 크고 부작용이 없으며 저항력 증강, 세균과 바이러스 감염에 대한 면역작용이 뛰어나다고 한다. 동충하초 50g을 물 6ℓ에 넣고 3ℓ가 되도록 다린다.

중국요리로 유명한 불도장(佛跳墻) 요리는 다음과 같은 유래를 가지고 있다. 입산수도를 하는 스님이 경을 외우고 있었는데 맛있는 음식 냄새가 코끝으로 흘러들어 참지 못하고 방을 박차고 담을 넘어서 그 음식을 먹어 환속하고 말았다는 것이다. 그 요리가 바로 불도장이다.

해삼, 전복, 관자, 오골계, 부레, 힘줄, 상어 지느러미 등 주재료들은 양질의 단백질을 가지고 있을 뿐 아니라 콘드로이친 성분을 풍부히 가지고 있어 강장강정 효과와 피부 윤택성을 부여하는 훌륭한 재료다. 거기에 동충하초가 곁들여져 체력증강 효과가 더해진다.

한 가지 흠은 값이 비싸다는 것이다. 주로 병후 신체조정과 자양강장에 쓰인다.

〈한국경제〉

등소평의 약선요리

– 요리도 권력 따라 유행

요리도 권력을 따른다. 명나라 황제들의 식탁은 여간 호화롭지 않았다. 황제들이 언제 뭣을 먹겠다고 할지 몰라 낮이나 밤이나 항상 5천 종류의 요리를 준비하고 있어야 했다.

청나라 왕실도 마찬가지였다. 그런데도 서태후는 아침에 옥수수죽만을 먹었다. 건강을 위해서였지만 그것은 가난한 서민들의 음식이었다. 그러자 모든 사람이 서태후를 본떠서 아침에 옥수수죽을 즐겨 먹게 되었다.

건륭제가 즐겨 먹던 음식은 또 '거지닭'이었다. 그 '거지닭'이 어떤 것인지를 궁금해 했는데 최근에 우연히 본 어느 텔레비전의 '중국의 약선요리'라는 아침 프로에서 보면 닭을 그냥 연꽃잎으로 싼 다음에 황토로 잘 덮어서 불속에 넣어 굽는 것이었다.

그 프로에 따르면 등소평이 즐겨 먹는 건강식이 동충하초라는 약초를 넣어서 만드는 오리탕이라고 한다. 원래가 동충하초는 항암, 기관지, 정력 등에 특효가 있다 해서 매우 비싼 약재에 속하기는 하지만 등소평이 즐겨 먹는다는 소식이 전해진 다음에 더욱 값이 치솟아서 지금은 한 근에 7,000원에도 구하기 어려워졌다고 한다(북경대학의 교수 월급은 300원 이내이다).

〈조선일보〉

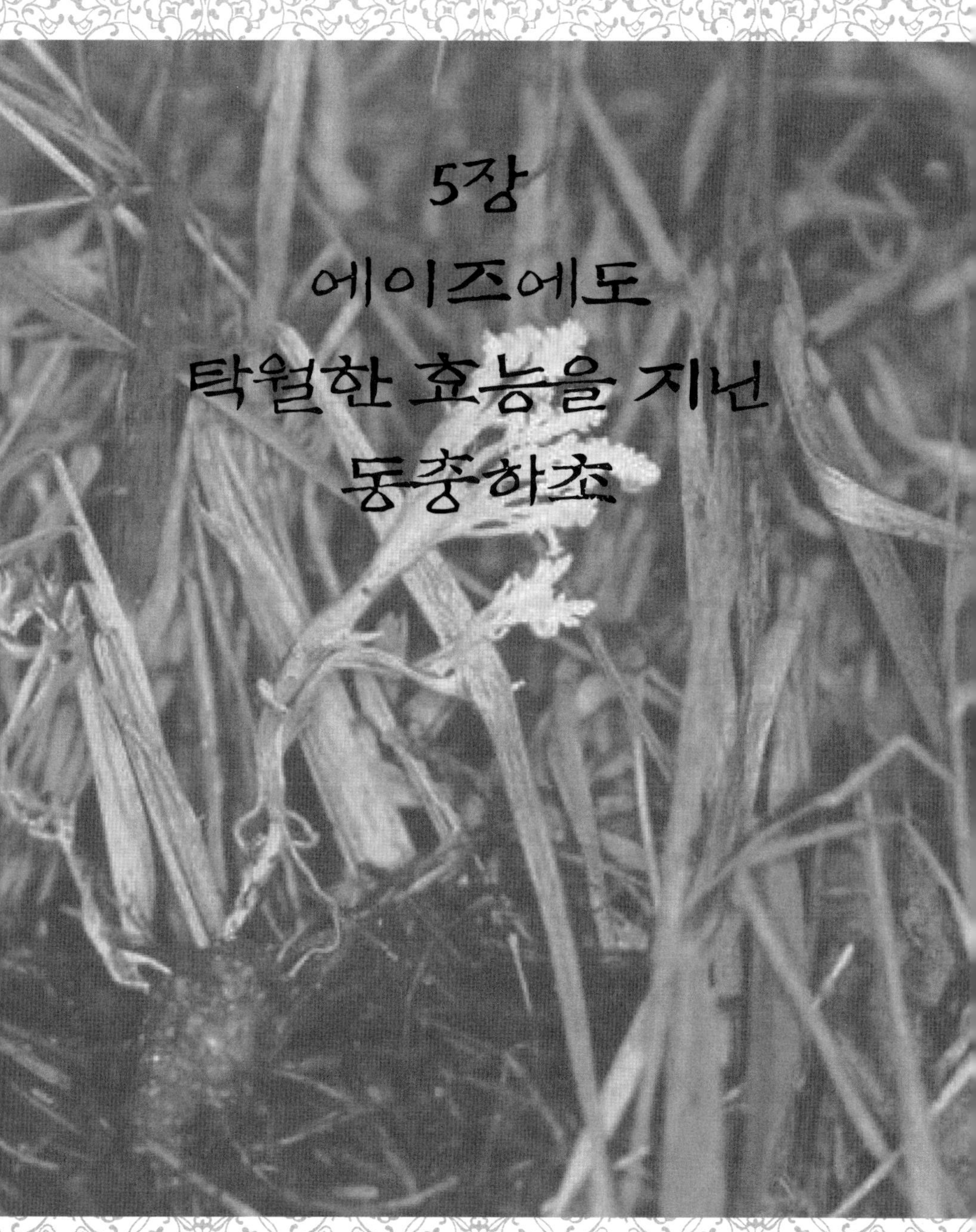
5장
에이즈에도
탁월한 효능을 지닌
동충하초

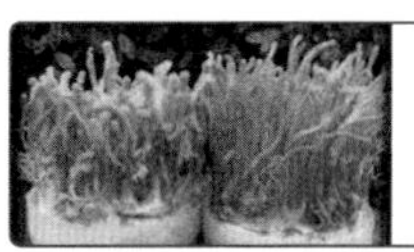

에이즈, 꼭 이것만은 알자

에이즈는 어떻게 판정되나

에이즈(AIDS)란 영어의 Acquired Immune Deficiency Syndrome의 각 단어 첫글자만을 모아 만든 말로서 후천성 면역결핍증(後天性 免疫缺乏症)이라 한다. 이는 유전적 요인에 의해 발생되는 선천적 면역결핍증과는 대조적으로, 후천적인 요인으로 인해 면역체계가 대단히 약화되었거나 파괴된 상태를 말한다.

에이즈 바이러스인 HIV(Human Immunodeficiency Virus)가 발견되기 전에는 에이즈를 면역체계가 심각하게 손상됨으로써 생겨진 여러 증상과 질병들을 총칭하는 말로 쓰여졌었다.

그러나 바이러스의 발견 이후에는 에이즈에 대한 정의가 바뀌어서, 병후가 아직 나타나지 않았더라도 바이러스에 의해 면역체계가 심각하게 손상되었을 경우에도 에이즈로 정의하고 있다. 이렇게 대부분의 과학자와 의사들은 이제 에이즈를 병 진행단계 전체를 포괄하는 스펙트럼으로 이해하고 있다.

에이즈 판정은 의사가 하게 되는데, 다음의 경우 중 하나에만 해당되어도 에이즈로 판정을 받게 된다.

첫째의 경우는 바이러스에 감염된 사람에게 기회감염으로 인한 병후가 나타나는 경우이다. 즉 바이러스 감염 환자에게 결핵, 톡소플라즈마증, 주폐포자충(*Pneumocystis carinii*)에 의한 폐렴, 체중감소, 칸디다증 또는 기억상실증이 확인되면 에이즈로 간주된다.

둘째의 경우로는, 위와 같은 질병이 아직 나타나지는 않았지만 에이즈 바이러스 감염에 의해 면역체계가 심각하게 손상되어, 혈액 1㎖당 도우미(CD4) T세포가 200개 이하로(건강한 사람은 약 1,000개 정도) 줄어들 경우도 공식적인 에이즈 환자이다.

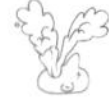 ## 에이즈는 어떻게 발생하나

에이즈는 에이즈 바이러스(HIV)에 의해 발생되는 것으로 알려져 있다. 이 바이러스가 체내에 들어가게 되면, 중요 면역세포인 T세포

와 매크로파지를 선호해서 감염하고 이들을 숙주로 하여 기생 번식 한다.

바이러스가 세포에 감염하려면 CD4라는 단백질체를 수용체(受用體, receptor)로 사용해야 하기 때문에 CD4를 세포 표면에 함유하고 있는 도우미 T세포(CD4 T cell)나 매크로파지를 선호해서 감염하는 것이다.

감염 초기에는 면역세포의 상태가 양호하여 혈중 바이러스의 상당수를 제거시키지만 완전하게 박멸하지는 못한다. 살아남은 바이러스는 지속적으로 생장하여 면역세포의 면역기능을 저하시키고, 결국에는 바이러스의 세력이 면역기능을 능가하게 된다.

이렇게 면역세포에 감염된 바이러스는 면역기능에 이상을 일으킬 뿐만 아니라 궁극적으로 숙주세포를 죽이는 역할을 한다. 감염기간이 길어짐에 따라, 바이러스로 인한 도우미 T세포의 수가 현저하게 줄어들어 면역체계 전체를 심각하게 파손시키는 직접적인 원인이 된다.

에이즈 연구에 많은 진전이 있었지만, 바이러스가 어떻게 에이즈를 일으키는가 하는 부분에 대한 정보는 아직도 많이 부족하다는 것이 학자들의 일반적인 견해이다.

여기서 얘기하는 에이즈 바이러스는 구체적으로 어떤 것인가.

에이즈 바이러스인 HIV란 Human Immunodeficiency Virus

의 약어로서 사람에게 에이즈를 일으키는 원인으로 알려져 있다. 에이즈 바이러스는 레트로바이러스(Retrovirus)라는 바이러스 그룹의 일종인데, 그 중에서도 렌티바이러스(Lentivirus)에 속한다. 렌티바이러스는 질병을 천천히 일으킨다는 의미의 이름대로, 감염 이후로부터 병 발생까지의 기간이 상당히 길다.

바이러스의 크기는 약 $0.1\mu m$(참깨 크기의 2만분의 1) 정도의 작은 크기로서 같은 크기의 전유전자를 가진 다른 미생물에 비해 유전자의 수가 많다. 따라서 생존조건이 불리할 때는 자신의 복제를 억제하고 유리할 때는 활성화시키는 등 유전자의 조절기능이 잘 발전되어 있다.

이와 같이 바이러스는 면역세포에 특이적으로 감염하여 자신의 유전자를 숙주세포 DNA의 일부처럼 유지시키고 환경 여건에 따라 섬세하게 유전자 기능을 조절하며 생존한다.

에이즈는 어떻게 감염되나

에이즈 검사시 나타날 수 있는 양성반응이 무엇인가를 설명하기 위해서는, 우선 면역체계에 대한 간략한 소개가 있어야 할 것 같다. 우리 몸의 면역체계를 크게 두 영역으로 나누어 볼 수 있는데, 하나는 식균작용을 하는 세포면역과 다른 하나는 항체 생산으로 특징 지워지는 체액면역이 있다.

우리 몸에 바이러스 등 병균이 침입하게 되면, 우선 비특이성 면역세포들에 의해 면역반응이 일어나 바이러스를 제거하기 위한 면역작용을 한다. 그리고 1~2주일 정도의 시간이 지나서 특이성 면역세포인 B세포(항체 생산)와 T세포(식균작용)가 면역작용에 가세하게 된다.

이들 특이성 면역세포는 면역반응 과정에서 침입자인 바이러스를 기억하여, 다음번에 같은 종류의 바이러스가 침입하면 더 짧은 시간에, 그리고 더 강력하게 면역작용을 할 수 있게 되는 것이다. 이러한 면역기능의 특성을 이용한 것이 백신인 것이다.

그러면 이제 본래 질문으로 돌아가자. 에이즈 바이러스의 감염 여부를 확인하기 위해 일반적으로 실시되는 1차 검사는 피검자의 혈액 내에 바이러스에 대한 항체가 존재하는가 하는 것을 확인하는 것이다. 이 검사에서 양성반응이 나타났다는 것은 피검자의 혈액에 바이러스에 대한 항체가 있다는 말로서, 바이러스에 감염되었던 사실이 있다는 의미이다. 다른 말로 예전에 그런 적이 있었지 지금은 아닐 수도 있다는 말이다.

간혹 1차 검사시 오판이 있을 가능성이 있고 병원체인 바이러스를 확인해야 하기 때문에 대부분 2차 검사를 해서 명확한 판정을 받을 수 있도록 추천한다. 2차 검사에서는 항체검사를 하는 1차 검사와는 달리, 혈액 내 바이러스의 존재 여부를 확인하는 것이다. 드물기는 하지만, 1차 검사에서 항체는 확인되었지만 병원균은 존재하지 않아 1차 검사에는 양성, 2차 검사에는 음성으로 나타날 수도 있다.

따라서 어떤 사람이 에이즈 검사에서 양성반응 판정을 받았다고 해서 에이즈에 걸렸다고 하는 것은 정확한 말이 아니다.

에이즈 바이러스는 체액을 통하여 전염된다. 미 방역청(CDC: Center for Disease Control)이 공식적으로 발표한 감염 가능한 체액은 다음과 같은 것이 있다.

- 혈액
- 정액
- 질분비액
- 모유
- 혈액을 포함한 기타 체액

추가적으로, 의료관련 업종에 종사하면서 환자들로부터 에이즈 바이러스에 감염될 수 있는 체액은 다음과 같다.

- 뇌와 척수를 둘러싸고 있는 뇌척수액
- 관절의 윤활유 역할을 하는 활액
- 태아를 싸고 있는 양수

가장 많은 사람들이 에이즈에 감염되었던 경우를 통계적으로 분석한 자료에 의하면, 콘돔 등으로 보호되지 않은 성행위를 했을 경우가 가장 많았고, 다음으로는 에이즈 바이러스 보균자와 주사바늘을 같이 쓴 경우로 나타났다. 그리고 에이즈에 감염된 어머니로부터 태어난 어린아이도 감염률이 높았다.

이들에 비해 확률이 낮기는 하지만, 감염된 혈액이나 혈우병 치료제 등 혈액제재에 의해 감염되기도 한다. 그러나 포옹, 악수 등 일상적인 피부접촉에 의해서는 감염되지 않는 것으로 알려졌다.

그렇지만 에이즈 보균자의 혈액이나 체액에 대해서는 어떤 경우라도 주의해야 할 필요가 있다. 어떤 경우라도 피부에 혈액이나 체액을 묻혔을 때는 반드시 비누로 깨끗이 씻고, 만약 에이즈 환자의 체액인 경우에는 특별히 적당한 소독을 해야 한다. 이러한 맥락에서 아주 드물게라도 남의 면도기나 칫솔을 사용하는 것은 피하는 것이 좋다.

나타나는 증상만으로 에이즈에 감염되었다고 하는 것은 많은 오류를 범할 수 있다. 어떻게 하면 가장 분명하게 에이즈 감염 여부를 확인할 수 있을까. 그에 대한 유일한 대답은 바이러스 검사를 받는 것이다.

실제로 에이즈 바이러스에 감염이 되면 면역체계가 파괴되므로 매우 다양한 임상증세를 나타내는데, 시기별로 나타나는 증세를 보면 감염 수주 후에는 다음과 같은 증세가 일어난다.

- 급성 인플루엔자와 비슷한 증세, 즉 발열, 인후통, 무력감, 기침, 근육통, 목임파선이 붓는 증세
- 피부발진, 무균성뇌막염 등

이러한 증세는 수주 후부터 사라지기 시작하여 수개월 내지 수년 동안 아무런 증세가 없이 지나간다. 하지만 이러한 무증세 시기가 지나면 다음과 같은 증세가 나타난다.

- 원인을 알 수 없는 발열, 설사, 체중감소, 불면증, 식욕부진
- 피부에 헤르페스, 대상포진, 칸디다증, 피부진균증, 효모균증, 피부결핵 등의 감염질환 발생
- 건망증, 기억력감퇴, 정신이상, 척추병증
- 카포시육종, 림프종 등의 악성종양

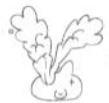 **에이즈에 감염되지 않으려면**

에이즈 바이러스로 오염된 체액과 접촉되지 않도록 행동을 조심

하는 것이 최선의 방책이다. 바이러스에 감염된 혈액, 정액, 질 분비액 또는 혈액을 포함한 체액에 접촉될 경우 에이즈에 감염될 수 있기 때문이다.

좀더 구체적으로, 에이즈 바이러스 보균자와 성행위를 하지 말아야 하고 주사바늘을 같이 쓰지 말아야 한다고 말할 수 있다.

이런 원칙을 실제 생활에 적용할 수 있는 좋은 지침을 소개한다. 다음은 미 방역청(CDC)에서 에이즈 감염방지를 위해 제시한 가이드라인이다.

- 에이즈 바이러스 보균자와 성행위를 하지 않는다.
- 현재와 미래의 섹스 파트너에게 성적 편력(性的 遍歷)에 대해 물어본다.
- 섹스 파트너의 수를 줄여 바이러스에 감염될 확률을 최소화한다.
- 콘돔을 사용한다. 어떤 종류의 성관계(질, 항문, 구강)를 갖든 처음부터 끝까지 콘돔을 사용한다. 자연산 막(膜)으로 만든 콘돔보다는 고무로 만든 라텍스 콘돔을 사용하는 것이 좋다. 라텍스 콘돔을 적절하게 사용하면, 바이러스를 포함한 다른 성병의 예방에도 좋은 효과를 얻을 수 있다.
- 물로 된 윤활제를 사용한다. 침을 윤활제로 사용하거나 바셀

린 또는 마가린과 같은 기름 성분의 윤활제를 사용하지 않는다. 만약 콘돔과 함께 살정자제(殺精子劑)를 사용하고자 하면, 콘돔 내에서 작용하는 제품보다는 질 내에서 작용하는 것을 안내서에 따라 사용하는 것이 좋다.

- 항문을 통한 성행위를 하지 않는다. 또 질을 통한 정상적인 성관계라 하더라도 격렬하게 하지 않는다. 어떤 경우라도 질, 항문, 구강 등의 피부나 점막질을 손상시켜 출혈이 생기지 않도록 하여야 한다.

- 심지어 오럴 섹스라도 콘돔을 사용한다.

- 에이즈 바이러스 보균자와 깊고 짙게 하는 소위 후랜치 키스를 하지 않는다. 구강 내에 상처가 있을 경우 그 상처를 통하여 혈액이 교환될 수 있기 때문이다. 그러나 포옹, 가벼운 애무, 뺨 등에 키스하는 것은 안전하다.

- 술이나 마약 등을 피한다. 술이나 마약은 면역체계를 약화시키고 판단을 흐리게 하기 때문이다. 주사제 마약을 투여하지 말아야 하며, 특히 주사바늘을 같이 쓰지 않아야 하고 마약을 물에 녹여 주사용으로 만들기 위해 사용하는 작은 용기를 공동으로 사용하지 않는다.

- 치약, 면도기 또는 성교중에 사용하는 도구 등과 같이 혈액이나 정자 또는 질 분비액이 묻혀질 수 있는 물품을 공동으로 사

용하지 않는다.

- 에이즈에 감염되었거나 에이즈에 감염될 수 있는 성행위 또는 주사바늘을 공동으로 같이 사용하였을 경우, 혈액, 혈장, 정자, 신체장기 또는 피부조직 등을 다른 사람에게 절대 제공하지 말아야 한다.

 ## 에이즈에 관련해서 흔히 물어보는 질문들

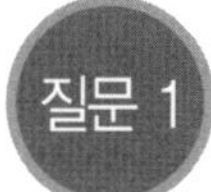 **질문 1** 우리 직장에 에이즈에 걸린 사람이 있는데, 같이 일하는 나도 걸리게 될까?

- 아니다. 콘돔 등으로 보호되지 않은 성관계를 갖거나, 주사바늘을 같이 사용하거나, 바이러스에 감염된 혈액 제재를 사용하지 않으면 걸리지 않는다.
- 일상적인 직장생활을 하면서 생기는 신체적 접촉으로는 에이즈에 감염되지 않는다.
- 에이즈에 감염되었거나 에이즈 환자가 있는 직장에 다니는 것만으로는 감염되지 않는다(공기로는 전염되지 않는다).

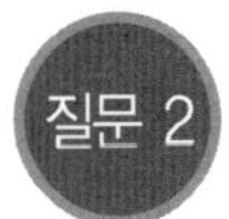

마약주사를 맞아본 적이 없고 동성연애를 해보지도 않았다. 오직 이성 섹스만 하는데 에이즈에 감염될 수 있는가?

- 물론이다. 에이즈 바이러스(HIV)는 동성연애자나 마약중독자에게만 감염되는 것이 아니다.
- 남성과 여성 모두가 감염될 수 있고 성관계를 통하여 다른 사람에게 감염시킬 수도 있다.
- 만약에 전 섹스 파트너가 감염되었을 경우 당신도 감염되었을 가능성이 높다.

좌변기나 기타 일상용품을 통해 에이즈 바이러스에 감염될 수 있을까?

- 아니다. 변기나 일상용품에 체액이 묻었을지라도 에이즈 바이러스는 그런 상태에서 살지 못한다. 여기에서 일상용품이라 함은 문손잡이, 전화기, 돈, 식수기 등을 말한다.

질문 4　　모기에 물려도 에이즈 바이러스에 감염될까?

- 모기에 물려서는 에이즈에 감염되지 않는다. 에이즈 바이러스는 모기 안에서 살지 못할 뿐만 아니라 말라리아처럼 모기의 침샘을 통해서 감염되지도 않는다.

질문 5　　문신을 하거나 침(針)을 맞을 때 감염될 수 있나?

- 혈액이 묻어 있는 문신기구나 침을 멸균소독하지 않고 다음 피시술자에게 그대로 사용할 경우, 에이즈에 감염될 가능성이 있다. 따라서 1회용 물품을 사용하거나, 철저한 멸균소독을 한 후에 재사용해야 한다.

질문 6　　운동을 하다가 에이즈에 감염될 수 있을까?

- 운동을 하다가 에이즈에 감염되었다는 공식보고는 아직 없다. 가능성이 낮기는 하지만, 피를 흘릴 수도 있는 운동을 할 경우 감염 가능성이 있다. 그러나 피를 흘리지 않는 운동일 경우 에이즈에 감염될 확률이 없다.

세계보건기구(WHO)의 통계에 의하면, 2001년 12월 현재 전세계 187개국에서 4,500만 명 이상이 에이즈에 감염된 것으로 나타났다.

감염자의 90% 이상이 개발도상국에 살고 있는데, 그 중에서도 특히 아프리카에 편중되어 있지만 인도, 태국, 중국 등 아시아 국가로 점차 확산되고 있다. 인도와 중국이 각각 150만 명, 태국이 100만 명 이상이 감염되었을 것으로 추정하고 있지만 실제로는 이보다 수배는 더 많을 것이라고 한다.

태국은 60명당 1명이 에이즈에 감염되어 있고 매춘여성의 감염률은 무려 27%에 이른다. 중국도 윈난(雲南)성 일대에서 확산되기 시작한 에이즈가 잦은 인구 이동과 향락사업의 번창으로 대도시로 급속히 번지고 있다고 한다. 에이즈 감염이 이렇게 증가하는 원인은 대개 성 접촉, 마약, 매혈 등이 가장 큰 원인으로 꼽히고 있다.

15세 이하 어린이의 경우, 1998년 12월 현재 생존해 있는 감염자 수는 전세계적으로 총 120만 명인데, 에이즈로 사망한 어린이의 총수는 320만 명에 달한다. 어린이의 경우는 어른에 비해 에이즈 감염으로 인한 사망률이 매우 높다.

10대 및 20대 초반(10~24세)의 청년들이 매일 7,000명씩 에이즈에 감염되고 있다고 하는데, 이는 분당 5명꼴로 감염되고 있다는 말이 된다. 아시아 지역도 예외가 아니어서 매년 70만 명의 청년들이 에이즈에 감염되고 있다니 실로 심각한 상황이라 할 수 있다.

우리나라의 경우 국립보건원의 발표에 의하면, 1985년 23명의 에이즈 바이러스 감염자가 보고된 이래, 2003년 3월 말 현재 2,122명이 감염되었고 이 중 442명이 에이즈로 사망한 것으로 알려졌다.

감염자의 97%는 성 접촉에 의해 감염된 것으로 나타났으며 이

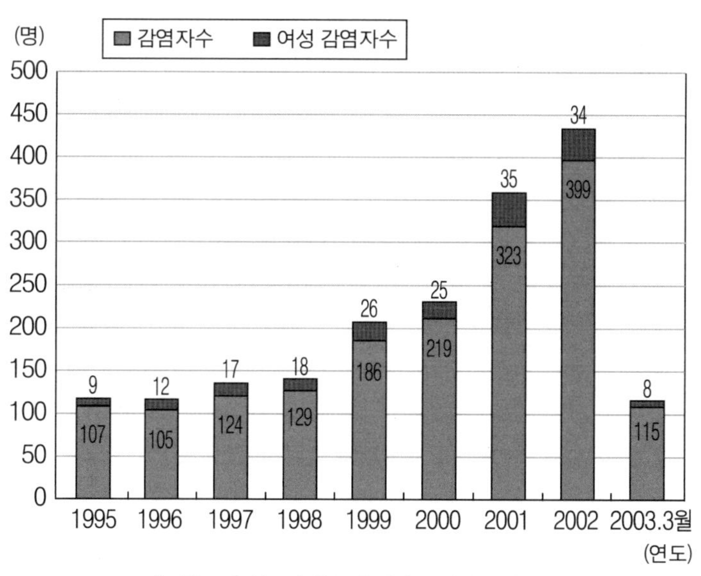

[그림 14] 연도별 한국의 에이즈 감염자 추이

중 47%는 국내 이성간의 성 접촉이고 30.1%는 동성간의 성 접촉이고 20.4%는 외국인 이성과의 성 접촉에 의하여 감염된 것으로 나타났다.

1998~2002년 사이에 에이즈 감염자는 연평균 33.3%씩 증가했으며, 감염자의 97.4%는 20~40대 연령이었으며 남녀간 감염 비율은 여자 1.2명당 남자 8.8명꼴이다. 우리나라의 경우 에이즈 감염자 급증 현상의 가장 큰 요인은 콘돔 사용률이 극히 낮기 때문인 것으로 나타났다.

영화배우 록 허드슨과 안소니 퍼킨스, '인어공주'와 '미녀와 야수'에서 음악을 담당하였던 작곡가 하워드 애슈먼, 프랑스의 철학자 미셸 푸코, 무용가 루돌프 누이예프, 영국의 록 그룹 퀸의 리드 싱어 프레디 머큐리, '코러스라인'의 안무가 마이클 버닛 등이 에이즈로 사망하였다.

에이즈는 어떻게 치료하나

에이즈 바이러스가 증가하는 과정을 억제하는 약물들이 가장 널리 사용되는데, 1987년 가장 먼저 개발된 AZT, 1991년 ZDV에 의한 부작용이 있거나 치료효과가 없을 때 대체약으로 개발된 ddl과 1992

년 ZDV와 병용사용이 허가된 ddC 등이 주로 사용되고 있다.

각 치료제의 종류에 따라 어느 정도 차이는 있지만, 그 효과에 대한 연구결과를 다음과 같이 요약할 수 있다.

❶ 에이즈 바이러스 감염 후 에이즈로 발병되는 기간을 다소 지연시켰다.

❷ 뚜렷한 생명 연장 효과를 나타내지는 못했다.

❸ 독성으로 인해 구토, 설사, 빈혈, 장기(소화기관, 신장, 췌장) 손상, 뇌기능 저하 등의 부작용이 나타났다.

❹ 예외없이 모든 치료제에 대해 내성을 나타내는 바이러스가 출현하였다.

이상에서 살펴본 바와 같이 기존 치료제는 치료효과에 분명한 한계가 있으므로 새로운 치료제의 개발과 치료방법에 대해 지속적인 연구가 절실하다.

'동충하초'서 에이즈 저항물질 추출

누에동충하초에서 에이즈(AIDS) 바이러스(HIV)의 활동을 억제시키는 유기화합물 2종이 국내 연구진에 의해 세계 처음으로 추출됐다.

농촌진흥청 잠사곤충부 조세연(趙世衍 · 54) 박사팀과 한동대학교 생의약연구소 송성규(宋聖圭 · 46) 교수팀은 3년의 연구 끝에 누에동충하초 품종의 하나인 J300에서 에이즈 바이러스 저항성 물질을 추출하는 데 성공했다고 9일 밝혔다.

인간의 세포를 증식시킨 숙주세포에 에이즈 바이러스를 감염시키면 대부분의 세포는 죽지만 이번에 추출에 성공한 유기화합물을 투여하면 세포의 생존율이 증가했고 추출물의 농도를 높일 경우 숙주세포 모두가 살아났다고 송 교수는 밝혔다.

누에동충하초 추출물은 처음 투여되면 에이즈 바이러스의 활동을 억제시킨 뒤 거의 모든 에이즈 바이러스를 사멸시키는 것으로 나타났다. 특히 J300누에동충하초에서 추출한 물질을 쥐에 투여한 결과 독성이 거의 없는 것으로 판명돼 신약 개발 이전에 에이즈 치료 보조식품으로 활용이 가능한 것으로 나타났다.

또 누에동충하초는 서울대 천연물과학연구소의 쥐를 통한 임상실험 결과 항암효과는 물론 면역력 증강에도 뚜렷한 효과를 보여 식품이 아닌 약품 개발 가능성이 높은 것으로 판명됐다.

지금까지 개발된 에이즈 치료제는 미국 식품의약품국(FDA)이 승인한 14개의 약품이 있으나 뚜렷한 생명연장 효과가 없고 구토나 설사, 뇌기능 저하 등의 부작용이 많아 새로운 치료제 개발이 절실히 요구돼 왔다.

농촌진흥청은 이번에 추출한 에이즈 저항성 물질을 다음달 구체적인 이름으로 특허를 출원하고 2000년부터 대학병원 등 연구기관과 공동으로 임상실험을 실시, 빠른 시간내 제약화할 계획이다.

잠사곤충부 조세연 박사는 "이번에 에이즈 저항성 물질을 추출한 J300 품종은 자포니카보다 재배하기가 까다롭다"며 "에이즈 저항성 물질에 대한 임상실험과 함께 J300을 보다 쉽게 재배할 수 있는 방법도 연구를 계속할 계획"이라고 밝혔다.

〈세계일보〉

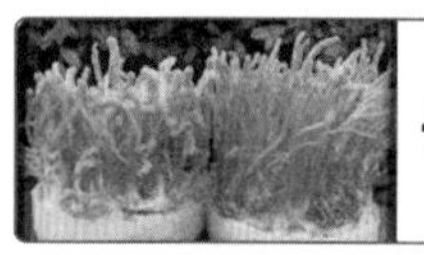

동충하초를 활용한 에이즈 치료

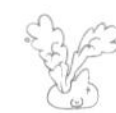 **동충하초의 에이즈 바이러스 발육억제 효과**

동충하초에는 항암작용, 면역증강작용, 항노화, 항피로, 항세균 작용 등 다양한 효능과 만니톨, 에르고스테롤, 다당체 등과 같은 유용물질이 많이 함유되어 있다는 것이 각종 임상과 동물실험 등을 통하여 밝혀진 바 있다.

그렇다면 다양한 약리작용과 활성물질을 함유하고 있는 동충하초가 항에이즈 작용은 없을까 하는 의문을 가지게 되었고, 이런 이유로 해서 농촌진흥청에서 누에를 이용하여 인공 대량생산체계가 확립된 동충하초를 시험재료로 하여 한동대학교와 공동으로 동충하초의 에이즈 효과실험을 1997년부터 4년에 걸쳐 실시하게 되었다.

　1차 실험은 동충하초 종류별 항에이즈 바이러스 효과를 검색하였고 2차로는 항에이즈 효과를 나타내는 동충하초의 물질을 구명하는 것이었다.

　1차 실험의 실시방법은 미 암연구소(National Cancer Institute)에서 개발되어 사용하고 있는 방법으로, 처리한 시료에 의해 숙주세포가 에이즈 바이러스의 살상효과로부터 보호되는 세포 생존 정도를 측정함으로써 동충하초 시료의 항에이즈 효과 유무 및 그 정도를 검색하는 것이었다.

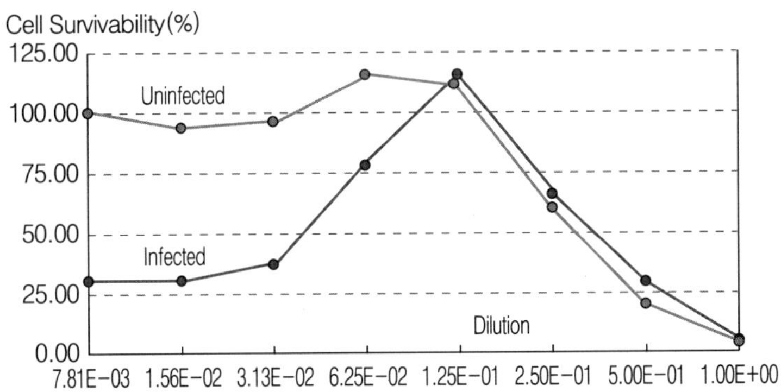

X좌표 : 동충하초 추출물의 희석 농도, Y좌표 : 세포의 생존율(%)

● 표시 : 세포에 농도가 각각 다른 시료(동충하초)만을 첨가한 것으로 농도별 독성을 나타낸 것임.
● 표시 : 세포에 바이러스를 감염시킨 후 시료를 첨가한 것으로 시료에 의해 바이러스의 살상효과로부터 보호된 사항을 표시한 것임.

[그림 15] J300동충하초 추출물의 에이즈 바이러스 억제효과

1차 실험에서 먼저 눈꽃동충하초, 번데기동충하초, 파리노자동 충하초, J300동충하초 등 각각에 대한 항에이즈 효과 유무를 검색하 였다. 숙주세포인 T세포에 바이러스를 감염시키면 대부분의 세포는 사멸하게 된다.

그러나 시료(동충하초)에 항에이즈 효과가 있다면 농도를 높여 첨가함에 따라 시료의 활성물질이 바이러스의 증식을 억제함으로써 세포의 살상이 보호되는 것을 알 수 있다. 즉 4종의 동충하초를 물로 추출하여 에이즈 바이러스의 발육이 억제되는가를 실험한 결과 J300 동충하초만이 항에이즈 반응이 있는 것으로 나타났다.

[그림 15]에서 보는 바와 같이 J300동충하초의 추출물의 농도를 높여감에 따라 비례하여 항에이즈 효과가 있는 것으로 나타났다. 그 러나 1.25E-01보다 높은 농도에서는 바이러스 처리와 바이러스 무 처리 모두에서 시료의 독성으로 세포의 생존율이 저하하였다.

활성물질의 작용기전

세포에 바이러스를 감염시킨 후 30분간 인큐베이션하고 추출물을 첨가한다. 만약 활성물질의 작용 위치가 세포 외부라면 항에이즈 바이 러스 효과가 나타나지 않을 것이고 세포 내부의 경우에서만 활성이 나

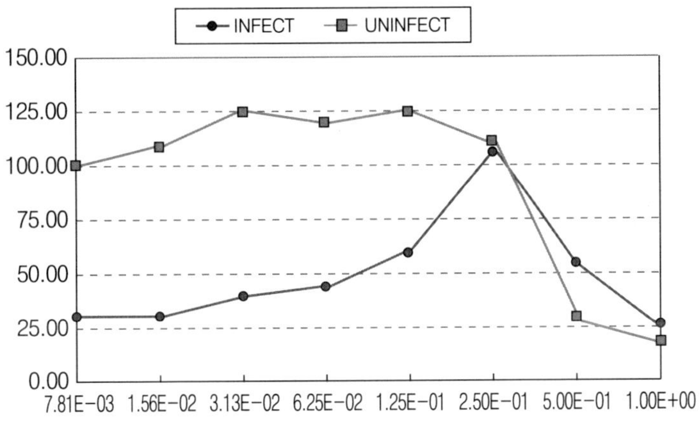

[그림 16] J300동충하초의 저분자층에서의 항에이즈 활성

타날 것이다. 실험결과 활성을 나타내었다. 이 경우는 세포와 바이러스의 충분한 감염 시간을 주고 시료를 첨가한 것으로 세포 안에서 바이러스의 증식을 억제하는 것으로 판단된다.

1차 실험에서 J300동충하초가 에이즈 바이러스를 억제하는 것으로 나타났으므로 2차 실험에서는 이 동충하초에 함유된 성분들 중 어떤 것이 항에이즈 효과가 있는지를 검색한 결과 2가지 성분이 확실한 에이즈 바이러스를 억제하는 능력이 있는 것으로 확인되었다. 2가지 성분은 다음과 같다.

• 4-메틸-2-[(피롤리딘-2-카보닐)-2-아미노]-펜타논산

• 3-[5-(메톡시-에틸)-3,6-디옥소-피페라진-2-일]-프로피
온산

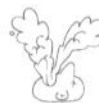 **먹는 방법**

동충하초 조성물을 사용하여 질병을 치료하는 경우, 활성성분
물질의 용량은 환자의 나이, 체중, 일반적 건강 상태, 성, 식사, 투여
시간, 배설 속도, 약물 병용, 치료하는 동안의 질병의 정도 등에 따
라 다르지만, J300동충하초 분말을 먹을 경우 체중 60kg인 사람을
기준으로 1일 1~3g을 매일 사용할 수 있을 것이다.

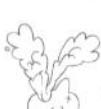 **J300동충하초의 특성**

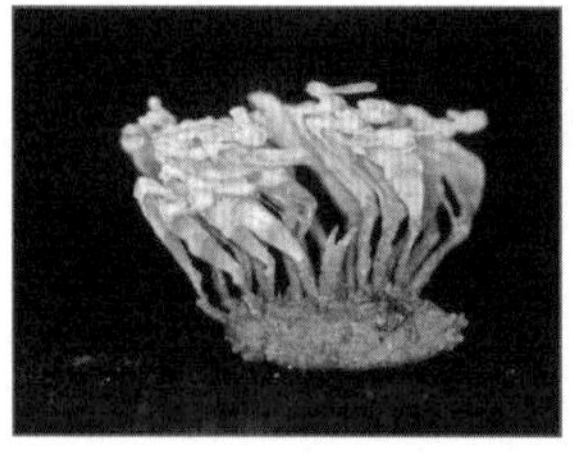

• 학명: *Paecilomyces sp.J300*

• 자실체 크기: 1~2cm

• 자실체 색상: 자루는 주황색, 머리는
흰색의 분생포자가 나생

• 분생포자의 크기: $2.5 \times 1.5\,\mu m$

동충하초, 술·식품 등 상품개발 바람

'신비의 명약'이라는 동충하초에 대한 관심이 높아지고 있다. 시중에는 미가공 상태의 동충하초와 이를 재료로 한 음료수가 팔리고, 곧 동충하초술까지 등장할 전망이다.

지난주에는 동충하초를 학문적으로 조명한 국제 심포지엄이 열리기도 했다.

▲ 동충하초는 버섯 : 동충하초는 겨울에는 곤충, 여름에는 풀이라는 뜻. 이름 때문에 오해가 많지만 엄밀히 말하면 곤충에 기생하는 버섯류를 말한다. 버섯 포자들이 공중에 떠돌다 호흡기를 통해 곤충 몸속으로 들어가 기생하다, 이듬해 봄이 되면 벌레를 죽이고 그 속에서 피어나온 것이 자연산 동충하초이다. 기생 곤충들은 벌, 개미, 잠자리, 나비, 매미, 노린재 등 다양하다.

동충하초 전문연구가인 강원대 성재모 교수는 "자연산 동충하초는 버섯 몸체(자실체)가 수mm부터 기껏해야 10cm 안쪽이어서 찾기가 매우 어렵다"며 "현재 우리나라에 보고된 동충하초는 약 76종"이라고 말했다.

▲ 속속 밝혀지는 약리효과 : 지난 9일 호텔롯데에서 열린 국제 동충하초 심포지엄에서 농업과학기술원 조세연 박사와 한동대 송성규 교수팀은 누에동충하초(품종 J300)에서 에이즈 활동을 억제하는 물질을 추출했다고 발표했다.

송 교수는 "인간의 면역세포에 에이즈 바이러스를 감염시킨 뒤 누에 동충하초 물질을 투여한 결과 세포의 생존율이 뚜렷하게 증가했다"고 보고했다.

이번 심포지엄에는 네덜란드, 일본, 중국 등 외국의 동충하초 전문가들이 대거 참석, 동충하초가 항암효과가 있는 것은 물론, 면역력을 증가시키고 피로와 스트레스에 좋다는 다양한 약리 효과를 보고했다.

일찍부터 동충하초를 연구해온 중국에서는 이 식물이 한약재의 비방 중 하나. '마군단' 소속의 중국 여자 육상선수들이 동충하초로 만든 음료수를 상복했으며, 90세 이상 장수한 등소평도 동충하초 애용자였던 것으로 유명하다.

▲ 쓰임새 많은 동충하초 : 동충하초는 건강음료 이외에 최근 생물 농약으로서도 각광을 받기 시작했다. 동충하초균을 받아들인 곤충은 꼼짝없이 죽게 되므로 생태계 교란이나 환경 문제를 일으키지 않고서도 해충을 박멸할 수 있다.

농업과학기술원 조세연 박사는 "일본에서는 너도밤나무의 천적 곤충을 동충하초로 제거하는 실험이 한창"이라며 "이밖에도 동충하초를 이용한 다양한 음식류가 선보일 수 있을 것"이라고 말했다.

조 박사팀은 누에에 기생하는 동충하초를 인공배양에 성공, 지금까지 약 900여 농가에 보급하고 있다. 조 박사는 "잠사뿐 아니라 누에를 이용해 동충하초를 생산하면 가외의 소득을 얻을 수 있다"고 말했다.

〈조선일보〉

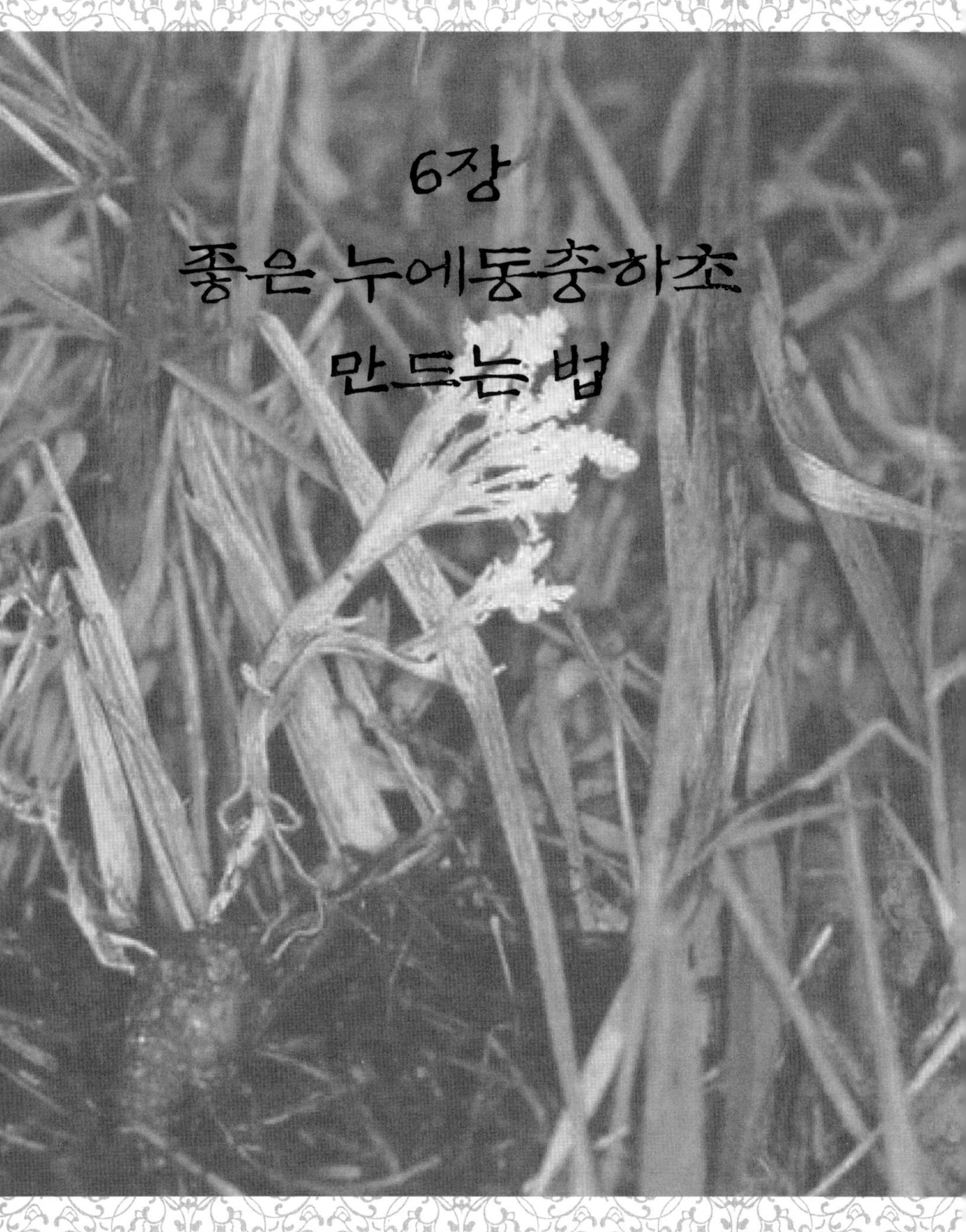

6장
좋은 누에동충하초 만드는 법

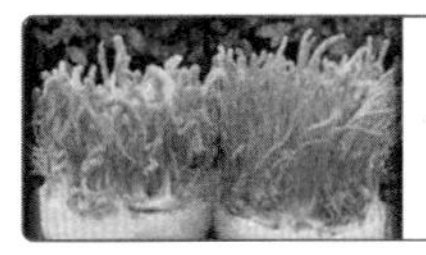

좋은 누에동충하초 사육법

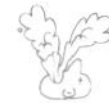 **누에가 병에 감염되지 않도록 사전 관리가 가장 중요**

누에동충하초를 재배하는 방법은 자연에서의 동충하초 발생원리와 동일한 방법으로 살아 있는 누에 표피에 동충하초 종균을 접종하여 생산하는 관계로 기주 곤충인 누에를 건강하게 기르는 것이 선결 과제라 할 수 있다.

사람이나 가축의 경우에는 병에 걸릴 경우 약을 먹거나 주사를 맞으면 병이 치료될 수 있지만 누에는 일단 병에 걸리면 그 치료가 불가능할 뿐 아니라 전염성이 아주 빠른 특성이 있다. 그렇기 때문에 누에 병 방제는 치료가 아닌 예방의 방법밖에 없으므로 누에가 병에 감염되지 않도록 사전 관리가 가장 중요하다고 하겠다.

누에 병은 병원 미생물 감염에 의한 전염성 누에 병과 각종 중독증, 쉬파리 피해 같은 비전염성 누에 병으로 나눌 수 있는데, 이 중 비전염성 누에 병은 담배, 매연, 농약, 쉬파리 등에 의한 병을 예로 들 수 있다.

특히 최근에 곤충의 탈피와 변태에 관계되는 호르몬이 함유된 농약들이 주로 과수원이나 채소밭의 해충 방제용으로 많이 생산되고 있으며 그 사용하는 빈도와 양이 크게 증가하고 있다.

그런데 불행하게도 이러한 호르몬제 농약들이 누에에 크게 피해를 주고 있어 문제가 되고 있다. 봄누에 때 더 큰 피해를 받고 있으며 피해받은 누에는 심하면 죽지만 보통은 피해 증상이 잘 보이지 않아 피해 여부를 감지하지 못하고 누에를 치다가 익은 누에가 되어도 고치를 짓지 못하는 것을 보고서야 알게 되므로 더 큰 피해를 주고 있어 이에 대한 주의와 대책이 요구되고 있는 실정에 있다.

전염성 누에 병은 곰팡이에 의한 굳음병(백강병, 녹강병 등), 세균에 의한 무름병, 바이러스에 의한 고름병, 원생동물에 의한 미립자병 등 그 종류가 다양한데 이들 누에 병을 방제하기 위해서는 잠실과 잠구류에 대한 소독을 철저히 해야 한다.

먼저 누에를 사육하기 전에 잠실과 잠구류를 물로 깨끗이 세척한 다음 일광소독을 겸해 말린 후 포르말린 10~15배 액을 3.3㎡당 3ℓ 정도로 하여 소독액이 잠실과 잠구류에 고루 접촉되도록 천장, 벽,

바닥 등에 분무소독을 하고 누에 사육중에도 잠실 출입구에 하라솔 20배 액의 소독 발판과 소독수를 준비해 두고 출입시 항상 손과 신발을 소독하도록 하고 잠실 주변 및 잠실 바닥에 수시로 크롤칼키 가루를 뿌려주며 관리하도록 한다.

그리고 누에를 사육하는 도중에 고름병 등에 감염되어 죽은 누에가 발견될 시에는 하라솔 20배 액이 들은 소독통을 잠실 한편에 비치해 놓고 나무젓가락 등을 이용하여 집어넣은 후 2~3일 경과 후 잠실이나 뽕밭과 멀리 떨어진 장소에 땅을 파고 깊이 묻어버리고, 누에 사육 과정에서 나오는 누에똥 등 쓰레기는 바로 뽕밭 퇴비로 사용하지 말고 충분히 썩혀 사용하거나 타 작목의 퇴비로만 사용하는 것이 누에 병을 방제하는 데 도움이 된다.

하지만 아무리 소독을 잘하여도 누에 사육 환경이 부적절하면 누에 몸이 약해져 병이 발생할 수밖에 없는데 누에 사육에 미치는 환경조건은 온도, 습도, 환기 여부, 누에 사육 밀도 등이 영향을 미치며, 그 외 뽕의 질과 뽕 주는 양도 누에의 강건도와 자람에 큰 영향을 미친다.

1령부터 3령기의 애누에 때는 보온이 가장 중요한데 1~2령 때는 26℃, 3령 때는 25℃의 온도가 적당하고, 습도조건은 80~90%가 적당하다. 이때 중점을 두어야 할 것은 뽕을 작게 썰어주어야 하기 때문에 뽕이 마르지 않도록 해주는 것과 충분히 먹을 수 있도록 뽕잎을 주도록 한다.

큰누에 때(4~5령)는 온도 22~23℃, 습도 65~70%가 적당하며 가지 뽕치기를 하되 가장 주의할 것은 과습하지 않도록 바람으로 키우는 것과 신선한 뽕을 충분히 먹을 수 있도록 주고 사육 밀도가 고르도록 사육중에 자주 손질을 해주는 것이다. 왜냐하면 누에가 충분히 뽕을 먹어야 번데기가 크게 되어 결국 동충하초 생산이 많아 질 수 있기 때문이다.

'동충하초', 등소평 장수효과
입소문 연 300억원대 시장

"중국의 등소평이 상복해 장수하게 됐다."

이같은 소문이 퍼지면서 유명해진 게 바로 동충하초다. 동충하초는 농촌 진흥청 조세연 잠업연구관이 지난 1998년 개발했다. 지난해에는 300억원대의 시장을 이뤘다.

조 연구관은 국내에 자생하는 야생 동충하초에서 Paecilomyces japonica 와 Paecilomyces J-300 등 2가지 균을 순수 분리했다. 이를 대량배양, 누에에 접종해 동충하초를 키워내는 데 성공했다.

동충하초 균주는 숙주인 누에가 변태한 번데기에 기생하면서 양분을 빼앗아 먹고 꽃 모양의 자실체를 만든다. 그래서 누에가 월동하는 겨울에는 벌레, 자실체가 활짝 피는 여름에는 꽃처럼 보인다고 해서 동충하초라 불리게 됐다.

동충하초는 암 예방, 간기능 개선, 당뇨병 및 심장병 치료에 도움을 주는 것으로 알려지면서 작년에는 원료로만 100억원어치가 팔렸다. 동충하초 함유 완제품 시장은 200억원에 이르는 것으로 추정되고 있다.

동충하초가 든 제품으로 남양유업의 '위풍당당', 효원의 동충하초 함유 약주 '불휘' 등은 작년에 각각 40억원, 30억여원어치가 팔려나갔다.

동충하초의 인기가 오르면서 부작용도 발생했다. 죽은 번데기에 동충하초 균을 접종한 제품이 나오고 중국에서 가짜 상품이 들어왔다. 이로 인해 국내 재배농가들이 판로에 어려움을 겪기도 했다.

조세연 연구관은 "수입품 중에는 가짜가 훨씬 많고 산 번데기가 아닌 죽은 번데기에서 키운 동충하초는 효과가 떨어진다"고 설명했다.

〈한국경제〉

수원시, 동충하초주 출시

경기도 수원시가 한약재 동충하초를 이용한 고품격 동충하초주(酒) '불휘'를 개발해 23일 출시한다. 수원시는 23일 500㎖ 사각 투명 유리병, 700㎖ 사각 도자기병, 800㎖ 체코제 크리스털병 등 3종류로 포장된 불휘를 선보일 예정이다.

'불휘'는 살아 있는 누에에서 자란 동충하초를 45%의 곡물 증류 알코올로 침출시킨 뒤 유효성분을 최대한 추출한 원액. 맑고 투명한 호박색을 띠고 있다.

수원시가 수익사업의 하나로 1998년 수원 농협과 합작, (주)효원(대표이사 김철환 · 국제주류품평회 판정관)을 설립한 뒤 개발 2년만에 성공했다. 술 이름 '불휘'는 용비어천가 첫구절에 나오는 '뿌리'의 고어(古語)로 우리의 산천에서 채취한 한약재를 근간으로 했다는 뜻에서 붙여졌다.

〈동아일보〉

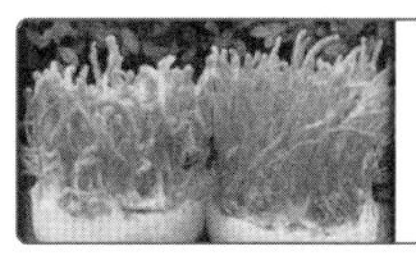

건강하고 좋은 누에동충하초 만들기

좋은 종균접종 및 버섯재배법

누에동충하초 재배의 성패는 누에를 건강하게 기르는 것과 종균 접종에 달려 있다고 해도 과언이 아니다.

누에에 종균의 감염률을 높이기 위해서는 첫째로 종균의 활력이 강해야 한다. 동충하초균이 누에에 감염되기 위해서는 습도가 높아야 하지만 물에 희석되었을 때에는 시간이 경과함에 따라 활력이 떨어지는 특성이 있다.

물에 희석 후 단시간내에 접종이 어려울 경우에는 희석된 종균을 5℃ 이하의 저온에 냉장 보관토록 해야 하고 냉장 보관하더라도 액체 종균 희석일로부터 5일 이내에는 접종이 마무리되도록 해야 한다.

둘째로는 접종방법이다. 동충하초를 쉽고 편리하게 안정적으로 생산하기 위해서는 표준 누에 사육 온·습도에서 종균을 접종하고 정상적으로 뽕을 급상하되 종균접종시 누에 표피 부근의 습도가 떨어지지 않도록 접종 후 표피에 묻은 종균액이 쉽게 증발하지 않도록 보완조치를 취해야 할 필요성이 있다.

즉 108/㎖의 농도로 동충하초의 분생포자가 희석된 액체종균에 식용물엿을 첨가하여 누에에 접종하는 것이 효과적인데, 식용물엿은 전통적으로 우리 식탁에 오른 식품원료로서 인체에 전혀 해가 없으면서도 종균접종 후 누에 표피에 묻은 수분 증발을 억제시키는 효과가 강하고 시중 구입이 쉽다는 장점이 있다.

보다 구체적으로 물엿을 이용한 종균 접종방법에 대해 설명하면 종균의 분생포자가 희석된 액체종균에 식용물엿을 용량기준으로 20~25% 정도를 첨가하여 5령기잠에(누에가 마지막 잠을 자고 깬 다음) 12~24시간 간격으로 3회에 나누어 접종한 다음(접종 당시의 기온이 높을 때는 12시간 간격, 기온이 낮을 때에는 24시간 간격이 적당함) 접종 즉시 충분한 양의 뽕을 급상하고 자연 온·습도에서 사육한다.

이때 종균을 접종하는 횟수가 증가함에 따라 누에 표피에 묻은 물엿의 영향으로 누에 표피에서 번쩍번쩍하는 윤기가 나게 되나, 접종 완료 후 1~2일이 경과하면 누에가 활동하는 과정에서 씻겨나가 정상적인 표피의 형태를 되찾는 것을 관찰할 수 있다.

위와 같이 식용물엿을 이용하여 종균을 접종하면 감염이 잘 되고 병에 걸려 죽는 누에도 적은 원인은 첫째, 감염측면에서 보면 물엿이 누에 표피에 묻어 있으면서 수분의 증발을 억제시켜 외부 습도에 관계없이 동충하초 포자가 누에 표피를 통하여 발아관을 내고 들어가기에 적절한 환경조건을 조성해주기 때문이며, 둘째, 누에 자리의 습도를 과다하게 높이는 작업을 하지 않고 환기가 되는 상태에서 접종을 하기 때문에 누에가 기문을 통하여 신선한 공기를 호흡할 수 있기 때문에 병에 걸려 죽는 누에가 적게 발생된다는 것이다.

또한 종균을 3회에 걸쳐 누에에 뿌려주라고 하는 이유는 종균을 뿌려주는 과정에서 사용하는 접종기의 종류와 사람의 숙련도에 따라서, 5령누에 깰 때의 자람 정도에 따라서 종균을 100% 누에 몸에 묻도록 뿌리기 어렵다고 보기 때문에 뿌려주는 횟수를 늘려서라도 감염률을 100% 가깝게 높이고자 함이다.

접종이 끝난 다음부터는 누에 사육에 적합한 표준 온·습도에 따라 환기를 잘 시켜주고 충분한 양의 뽕을 주면 5령기잠 후 7~8일이 경과하여 고치를 짓게 되는데, 누에 올린 후 7~8일경에는 고치를 따서 18~20℃의 온도에 보관토록 하고 고치를 딴 후 2~3일이 지나면 동충하초균에 감염되어 경화된 번데기가 제법 많이 나오게 되는데 이때부터 본격적으로 누에고치를 잘라 감염번데기를 수거한다.

동충하초균의 감염과정은 처음에는 번데기의 색깔이 갈색으로
변하며 물렁하게 되다가 차츰 딱딱해진 다음 번데기 표피에 흰색의
균사가 생기며 노란 버섯원기가 형성되는 과정을 거치게 된다.

버섯의 재배착수 최적기는 이렇게 딱딱하고 흰색의 균사가 나오
며 노란 버섯원기가 형성되기 시작할 때로서 이때 번데기 단면을 잘
라서 손가락으로 눌러보면 물이 전혀 나오지 않는 것을 확인할 수
있다.

번데기가 딱딱해진 상태나 번데기 표피에 흰색의 균사가 형성된
상태의 번데기라고 하더라도 간혹 손가락으로 눌러보면 물이 나오
는 것을 볼 수 있는데, 이런 상태의 번데기를 가지고 버섯재배에 착

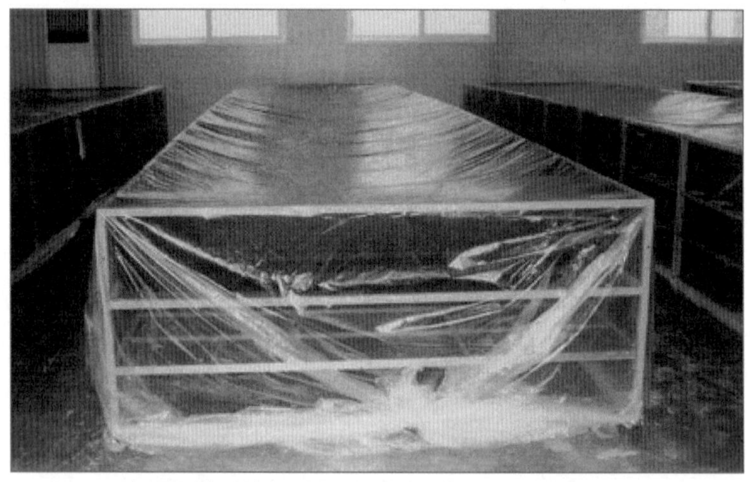

[그림 17] 감염번데기를 재배상에 놓은 후 밀폐 재배 모습

수할 경우 번데기가 썩거나 자실체가 나오지 않거나 나오더라도 아주 불량한 버섯이 될 확률이 높으므로 주의를 해야 한다.

자실체인 버섯이 잘 나오도록 하기 위해서 최적기의 번데기만을 골라 재배상에 배치하고 20~24℃ 온도에 습도는 90% 이상이 되도록 비닐로 밀폐시켜 놓으면 시간이 경과함에 따라 자실체가 발아하기 시작하며, 가장 늦은 번데기의 자실체가 발아하게 되면 스프레이기 등을 이용하여 충분한 양의 수분을 공급토록 해준다.

이후에도 2~3일 간격으로 수분을 공급해주되 시일이 경과함에 따라 공급량을 서서히 줄이도록 하고 수확 3~5일 전 경부터는 수분 공급을 완전히 중단하여야 한다. 그래서 수확할 때가 되면 재배상 바닥에 깐 광목에 물기가 없이 습기만 약간 남아 있을 정도가 돼야 좋은 품질의 버섯을 생산할 수 있다.

온·습도 조절 및 수분 분무 이외에 버섯재배 조건으로는 광 조건과 재배상 내부의 산소량 등이 있는데, 광 조건은 실내 창문을 통하여 들어오는 자연광 정도면 충분하기 때문에 주야에 관계없이 자연 상태 그대로 놓아두면 된다.

또한 재배상 내부의 산소량은 많은 양의 산소를 필요로 하지 않기 때문에 계속적인 환기는 필요없으며 수분 보충시나 버섯재배관리를 위하여 비닐을 벗길 때 들어가는 공기량이면 충분하다. 만일 버섯재배시 과도한 양의 공기가 계속 유입되면 버섯이 크지 못하고 분생포자만 다량 형성되므로 평소에는 항상 재배상을 밀폐해주도록 한다.

이와 같이 하여 약 15~20일 가량 재배하면 버섯의 크기가 3cm 정도로 자라며 자실체에서 흰색의 분생포자가 형성되는데 이때가 수확적기로서 기주번데기와 자실체가 분리되지 않도록 함께 수확하며, 수확시에는 분생포자가 다량 발생하여 날리게 되므로 필히 포자가 걸러질 수 있는 방진 마스크를 쓰고 작업하는 습관을 기르도록 해야 한다.

[한경 에세이]

동충하초

벤처기업 육성에 대한 사회적 관심이 높다. 아마도 벤처기업의 고용효과가 커 실업해결에 도움이 되리라는 기대감 때문일 것이다.

흔히 벤처기업 하면 컴퓨터, 정보통신 등 첨단산업분야를 떠올린다. 하지만 인류역사상 가장 오래된 산업인 농업분야에도 벤처기업의 가능성은 얼마든지 찾을 수 있다. 얼마 전 살아 있는 누에를 이용해 신비의 영약으로 알려진 동충하초를 인공재배할 수 있는 기술이 곧 특허를 받을 것이란 보도가 있었다.

동충하초는 겨울(冬)에는 벌레(蟲) 상태로 있다가 여름(夏)이 되면 버섯(草)이 된다는 뜻이다. 온습도가 높은 시기에, 살아 있는 곤충의 몸속에 버섯균이 들어가 영양분을 섭취하며 기생하다 곤충이 죽은 후 껍질을 깨고 나오는 버섯을 말한다. 실로 약용버섯의 신비로운 재배법이다.

필자는 지난해 지인에게서 동충하초로 담은 술을 얻어 해외 출장중에 시음한 경험이 있다. 해외 출장을 다녀올 때마다 바쁜 일정과 시차변화로 피곤을 많이 느끼곤 했는데, 이때는 동충하초술의 효과가 있었는지 가뿐했던 것으로 기억된다.

이 동충하초 버섯은 옛날에 극소수의 사람만이 구할 수 있었던 귀한 것이었다. 그러나 이제는 집중적인 연구로 그 신비가 벗겨지고 대량생산의 길마저 열렸다. 첨단기술력의 위력에 새삼 놀라울 뿐이다.

이로 인해 한때 사양화됐던 잠업이 새로운 활로를 찾고 있는 것이다. 신기술과 접목한 잠업이어서 여간 반가운 일이 아니다. 이 중의 하나가 혈당강하제로 만들어진 누에가루이다. 산 누에를 이용한 동충하초 대량생산과 함께 혈당강하제 등으로 개발돼 잠업이 식의약품산업으로 새로운 전기를 맞고 있다.

동충하초와 혈당강하제 누에가루는 농업도 신기술과 모험(벤처)정신이 결합하면 얼마든지 새로운 첨단산업으로 성장할 수 있다는 좋은 사례라 아닐 수 없다.

〈한국경제〉

7장
좋은 누에동충하초를
생산하려면
이렇게 하라

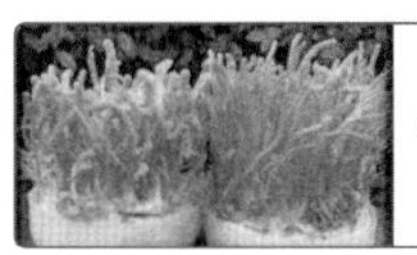

좋은 누에동충하초 만드는 비결

종균 생산과정 3단계

누에동충하초를 생산함에 있어 품질이 좋고 단위당 수량을 많이 올리기 위해서는 버섯생산 조건들을 얼마나 충족시켜 주느냐에 달려 있다.

생산조건에 해당하는 것들로는 버섯의 기주가 되는 누에의 강건도 및 품종, 누에사육 기술, 뽕잎의 질, 종균접종 기술, 버섯발생 기술, 재배장소, 재배시설 및 기자재, 종균의 질 등이 있다.

이 중 어느 하나 소홀히 할 수 없는 조건들이지만 이 중에서도 종균의 질이야말로 가장 중요하다 하겠다. 왜냐하면 종균은 고등식물의 씨앗에 해당하며 씨가 좋아야 충실한 버섯을 많이 생산할 수 있기 때문이다.

좋은 종균이란 한마디로 오염되지 않고 활력(감염력)이 높은 종자를 말한다. 농가에 보급되는 동충하초 종균은 포자상태로 만들어진 것을 농가보급 직전에 증류수 또는 1급 지하수를 섞어 만든 일정 농도의 포자가 부유된 액체종균을 말한다.

종균의 생산과정은 크게 나누어 3단계로 구분되는데, 첫단계는 동충하초의 자실체로부터 균주를 분리 배양하여 모종균을 만드는 단계이고, 그 다음은 모종균을 이용하여 원종균을 만드는 단계, 마지막으로 보급종균을 대량으로 생산하는 단계라 하겠다. 이런 단계를 거치면서 균주접종실, 기자재 청결도, 배지 조건, 온·습도 관리 등에 따라 종균의 질이 결정된다.

종균은 국가 또는 지방자치단체나 종자산업법에 의하여 종자생산 자격을 가진 민간 종균배양소에서 생산할 수 있다. 누에동충하초의 경우 1998년부터 2000년까지는 농촌진흥청 농업과학기술원 잠사곤충부에서 종균을 분리, 모종균을 생산하여 종균생산자에게 분양하였으나 2001년부터는 종균생산자가 자실체로부터 직접 균주를 분리하여 종균을 생산, 농가에 판매하고 있다.

이 장에서는 좋은 종균을 생산하는 데 도움이 되도록 종균생산 과정별로 생산방법과 주의할 점 등을 소개하였다.

> 균주 분리(모종균 생산) → 원종균 생산(PD 및 현미 배지 균주 이식,
> 배양) → 보급종균 생산(원종균의 현미 배지 이식, 배양, 액체종균 제
> 조) → 농가 보급 → 농가 재배

균주 분리

균주를 분리하는 데 이용하는 자실체는 야생 눈꽃동충하초나 양
잠농가에서 생산된 동충하초 중에서 종 특유의 성상을 가지면서 자
실체가 굵고 길이가 길며 포자가 많이 달린 충실한 자실체를 골라
쓰면 되지만 야생인 경우 확실한 눈꽃동충하초(*P. japonica*)인가를
동정하기가 쉽지 않으므로 가급적 우수한 양잠농가에서 생산된 동
충하초에서 분리하는 것이 바람직하다.

눈꽃동충하초 균주는 한번 분리하면 1년이고 2년이고 두고두고
쓸 수 있는 것이 아니다. 분리한 균주는 보관기간이 1년 이상 되면
활력(감염력)이 떨어져 사용할 수 없다.

그래서 2~3개월 단위로 계대 접종한 균주를 사용하고는 있으나
이것도 6세대 이상을 계대하면 사용할 수 없을 정도로 활력이 떨어
지므로 살아 있는 누에에 접종하는 종균을 만들 때에는 1년에 두 번

누에치는 시기에 맞추어 누에떨기 40~50일 이전에 균주를 분리하면 활력이 가장 좋은 종균을 만들 수 있다.

배지 제조

균주 분리용 배지는 감자한천배지(PDA)가 좋다. 배지 제조방법은 증류수 1,000㎖, 감자 200g, 설탕 또는 dextrose 15g(또는 PD broth 24g), 한천(Agar) 15g을 플라스크에 넣고 알루미늄 호일로 봉한 후 멸균기에서 121℃, 20~30분 정도 멸균처리를 한다.

멸균이 끝난 후에는 무균실의 크린벤치 내에서 배지를 페트리 디쉬에 나누어 넣는다. 넣는 양(분주량)은 보통 페트리 디쉬(ø 8.5cm) 개당 25㎖씩이 적당하다.

배지 제조나 분주를 할 때 가장 주의를 요하는 것은 배지가 오염되지 않도록 하는 것이다. 따라서 배지의 멸균작업이 진행되는 동안 크린벤치에는 멸균이 된 테이프, 파라필름, 페트리 디쉬 등 배지 분주에 필요한 기구들을 넣어놓고 70%알코올로 소독을 한 다음 UV램프를 켜놓도록 한다.

분주를 할 때 작업자는 손, 팔, 플라스크의 외면을 70%알코올로 소독한 다음 분주를 시작한다.

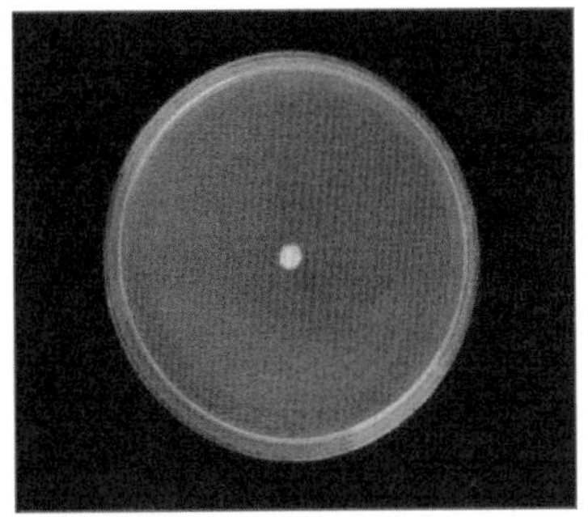
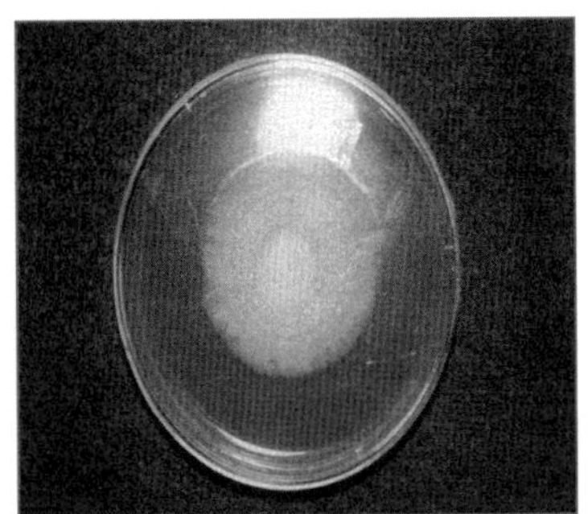

[그림 18] 균접종 1일차 모종균 배양상태 　 [그림 19] 균접종 14일차 모종균 배양상태

균주 배양

　균주를 분리하기 전에 먼저 크린벤치 내에 소독과 분리에 필요한 기구들(비커, 3%하라솔, 70%알코올, 멸균증류수, 테이프, 흡습지, 핀셋, 해부도, 페트리 디쉬 등)을 미리 준비하여 외면 소독을 실시하고 UV램프를 켜놓는다.

　균주 분리는 먼저 동충하초 자실체 일부를 잘라 알코올에 10초간, 하라솔에 3분간씩 1, 2차 소독을 실시한 후 각기 다른 멸균증류수에 1차 2분간 침지, 2차 5분간 침지, 3차 15분간 침지를 통하여 세척을 한다.

　자실체의 소독과 세척이 끝나면 멸균된 흡습지로 자실체에 묻은 수분을 제거하고 PDA배지가 들어 있는 페트리 디쉬의 뚜껑 안쪽 중앙에 멸균 테이프를 이용하여 자실체를 붙인 다음 뚜껑을 덮고 파라 필름으로 밀봉시킨 후 24℃ 배양기에서 균의 분리를 유도한다.

5~10일이 경과하면 뚜껑의 안쪽에 부착된 자실체에서 분생포자가 배지로 떨어지므로 떨어진 포자가 자란 균사의 일부를 해부도를 이용하여 떼어내어 새로운 배지로 옮겨 배양한다.

배양 후 2주가 지나면 균총의 직경이 약 3.5cm 정도로 자라며 육안으로 보아 배양상태가 양호한 배지(페트리 디쉬)만을 골라 일련번호 및 제조일자를 명기하여 모균주로 사용한다. 제조 후 바로 사용하지 않을 경우에는 5℃에 보관하고 필요시 꺼내 사용하되 보관기간은 6개월을 넘지 않도록 한다.

[매경춘추]

동충하초 특허

진시황이 구천에서 통탄할 일이 생겼다. 생전에 그토록 찾아 헤매던 불로초가 이제야 나왔기 때문이다. 특허청는 지난 10월 31일 잠사곤충연구소가 출원한 '눈꽃동충하초'에 대해 특허를 내주었다.

동충하초란 문자 그대로 겨울에는 벌레 상태로 있다가 여름에는 벌레 몸속에 들어가 있던 버섯포자가 피어나 버섯으로 변해가는 신비의 물체다. 이 동충하초로 만든 차를 마시며 덩샤오핑(鄧小平)이 93수를 누렸다고 하며 스트레스 해소, 항암, 강장에 특효가 있는 영약이라고 하니 관심이 가지 않을 수 없다.

앞으로 사람들은 누구나 안심하고 불로장생의 비약을 쉽게 먹을 수 있게 돼 진시황이 부럽지 않은 세상이 되었으니 이 아니 좋을손가.

좋은 일은 여기서 끝나지 않는다. 동충하초를 건강식품, 음료, 의약품으로 만들어 팔면 한국, 중국, 일본 시장에서 연간 1조 5,000억원어치를 팔 수 있다니 대단한 농가소득원이 생긴 샘이다.

농진청 잠사곤충연구소 공무원의 특허는 당연히 특허청 소유 국유특허이다. 특허청은 500만 농민에게 모두 동충하초를 재배할 수 있는 기회를 주기 위해 조건부 공매를 할 예정이다. 거기서 큰 이익이 나면 발명자에게 최고 30%의 보상금을 줄 예정이다. 만약 100억원의 이익이 나면 30억원을 주겠다는 것이다. 훌륭한 특허는 많은 사람에게 행복과 희망을 안겨주는 것이다.

〈매일경제〉

'동충하초'가 비듬균 억제

곤충에서 채집한 동충하초에 비듬균을 억제할 수 있는 강력한 물질을 국내 연구팀이 발견했다. 고려대 윤철식 교수(마이코플러스 대표이사)팀은 동충하초의 불완전 세대 곰팡이를 탐색하는 과정에서 비듬균을 강력하게 억제하는 천연물질을 발견, 국제출원했다고 21일 밝혔다.

특히 이 물질은 비듬균에 대한 항생효과 실험에서 0.0001%의 함유량에서도 비듬균을 완전히 억제하는 효과를 확인했으며, 국가연구소에 실시한 경피독성 실험에서도 독성이 거의 없다는 사실이 입증됐다고 연구팀은 전했다.

경피독성 실험은 실험쥐의 털을 깎아내면 피부가 나오는데 여기에 15일간 계속에서 물질을 계속 발라주면서 반점 등이 생기는지 여부를 관찰하는 것이다.

윤 교수는 "현재 비듬균 치료제의 원료로 유기합성물인 이타코나졸과 케토코나졸이 주류를 이루고 있으며, 지난 1998년 현재 두 물질의 전세계 판매량만 1조원을 상회하고 있다"며 비듬치료 관련 전체 원료물질 판매량은 수조원에 육박할 것으로 추정했다.

그러나 대부분의 이들 물질들은 안정성을 고려해 사용 횟수를 제한하고 있어 이에 대한 우려가 적은 저독성 천연물질의 비듬치료제 개발이 요구된다. 윤 교수는 "이번에 찾아낸 물질의 상업화를 위해 현재 국내외 기업을 대상으로 기술이전 작업을 하고 있다"고 말했다.

〈매일경제〉

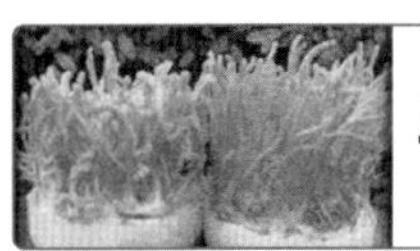

누에동충하초의 성패를 쥔 좋은 원종균 만들기

원종균의 생산

　모종균을 이용하여 원종균을 만드는 배양방법에는 2가지가 있다. 즉 현미 배지를 이용하는 방법과 액체 배지를 이용하는 방법이 있다.

　이렇게 하여 만든 2종류의 원종균은 모두 장단점을 가지고 있으므로 장단점을 비교하고 시설이나 기술적인 형편을 고려하여 이 중 한 가지 방법을 선택할 수 있는데 최근에는 주로 현미 배지를 이용하는 경향이다.

[표 11_ 원종균 배양방법에 따른 장단점 비교]

구분	장점	단점
현미 배지	• 종균 오염 여부 육안 확인 가능 • 진탕배양기 불필요	• 배양기간(약 20일)이 액체 배지에 비해 김 • 종균접종이 다소 불편
액체 배지	• 배양기간(약 5일)이 짧아 생산기간이 단축 • 종균접종이 간편	• 종균 오염 여부 육안 확인 곤란 • 진탕배양기 설치 필수

 현미 배지를 이용한 원종균 생산방법

●●●▶ 현미 배지 제조

500㎖ 플라스크에 현미 150~180g, 수분 보충수 60~80㎖(현미량의 40~45%)를 넣은 후 솜(면전)으로 완전히 밀봉한 뒤 멸균기로 121℃에서 30분간 멸균 처리한다. 멸균이 끝나면 플라스크에 들어 있는 현미가 뭉치는 것을 막기 위하여 배지가 식기 전에 흔들어준다. 플라스크를 흔들 때 주의할 것은 현미 배지가 솜에 묻지 않도록 조심스럽게 한다.

수분 보충수는 증류수 1,000㎖당 번데기 가루 15g과 설탕 15g을 넣고 pH를 5.0~5.5로 조정한 것을 사용한다.

••••▶ 균주 접종

PDA배지로 만든 모균주의 균체(균사)를 크린벤치 내에서 코르크 보어(ø 3mm 내외)로 펀치하여 현미 배지가 들어 있는 플라스크 내에 넣고 솜으로 밀봉시킨 다음 균사가 현미 배지에 고루 섞이도록 흔들어준다.

물론 접종 전에 크린벤치와 사용하는 기구들을 모균주 분리 때와 마찬가지로 사전에 소독을 철저히 하여 접종시 오염이 되지 않도록 한다.

••••▶ 원종균 배양

균주 접종이 끝난 현미 배지는 배양실로 옮겨 24℃에서 배양을 한다.

배양 착수 후 약 5일이 경과하면 흰색의 균사가 현미 표면에 형성되는데 이때 균사가 현미 배지에 고루 섞이도록 처음으로 플라스크를 흔들어준다. 흔드는 방법은 현미 배지가 솜에 닿지 않도록, 그리고 플라스크가 깨지지 않을 정도로 조심스럽게 흔든다.

이후 균사가 배지를 덮을 때마다(보통 3~5일 간격) 배지를 흔들어준다. 배지를 흔들어주는 이유는 균사가 배지 속에서 고루 자라게 하고 현미가 덩어리지는 것을 막으며 포자의 형성을 좋게 하기 위해서이다.

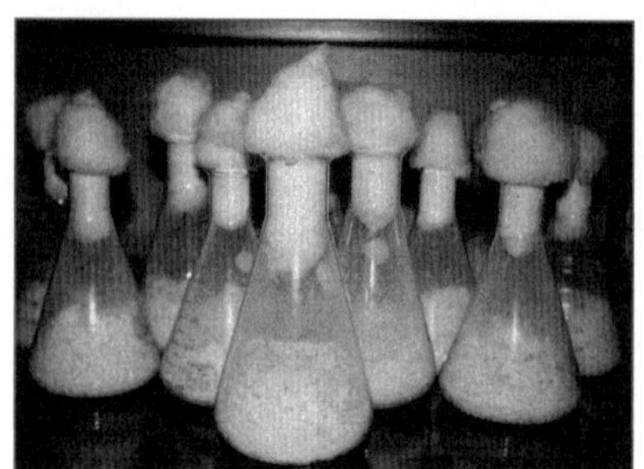

[그림 20] 현미 원종균 배양 20일차(양호)

배양 착수 후 약 20일이 경과하면 포자가 배지에 잘 형성되어 배양이 끝난다. 배양이 끝난 배지는 번호와 끝난 날짜를 써둔다.

원종균을 바로 사용하지 않을 경우에는 한번 흔들어서 5℃ 냉장고에 보관한다. 배양중에 플라스크 내 배지의 오염 여부를 눈으로 볼 수 있으므로 오염된 배지는 배양중이라도 확인되면 멸균하여 버린다.

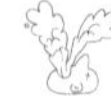 액체 배지를 이용한 원종균 생산방법

●●●▶ 액체 배지 제조

플라스크에 증류수 1,000㎖, PD broth 24g을 넣고 알루미늄 호일로 밀봉한 후 멸균기로 121℃에서 30분간 멸균을 한다. 멸균 후 플라스크 내 배지가 굳지 않을 정도(60℃)로 식으면 크린벤치 내에서 250㎖ 플라스크에 배지를 150㎖씩 옮겨 따르고 각 플라스크마다 알루미늄 호일로 밀봉한다.

작업중 오염을 막기 위하여 손과 팔은 물론이고 사용하는 모든 기구들을 70%알코올로 소독하고 배지를 만든다.

균주 접종 및 배양

크린벤치 내에서 코르크 보어를 이용하여 모균주의 균총을 펀치하여 액체 배지에 넣고(접종) 알루미늄 호일과 파라필름으로 확실히 밀봉한다.

접종된 배지(플라스크)를 진탕배양기로 옮겨 150~180rpm, 24℃, 12L/12D 조건에서 진탕배양을 시작하며 액체 배지내에 작은 원형의 균사 덩어리(직경: 3mm 이하)가 생길 때까지 계속한다.

배양이 완료되기까지 보통 배양 착수 후 4~7일이 걸린다. 기간 내에 균사 덩어리가 생기지 않거나 오염증상이 보이는 배지는 멸균하여 버린다.

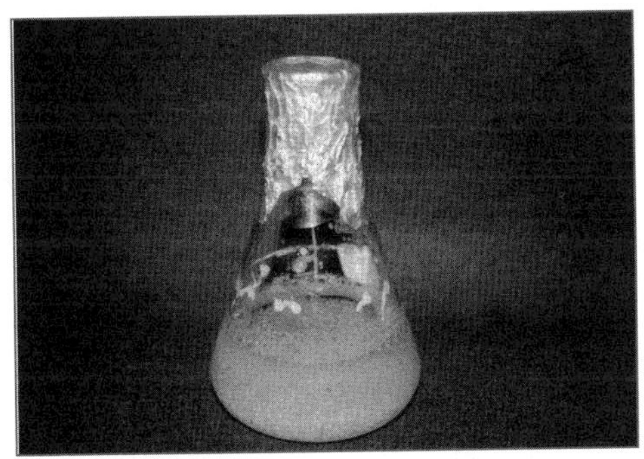

[그림 21] 배양된 액체 원종균

🌱 보급종균의 생산

•••▶ 배지 제조

보급종균을 생산하기 위한 배지는 현미 배지가 좋다. 현미 배지를 만드는 요령은 원종균을 생산하기 위한 현미 배지 제조방법과 같다.

•••▶ 균주 접종 및 배양

현미 배지로 만든 원종균을 이용하여 보급종균을 만들 경우 먼저 크린벤치 내에서 원종균(현미 배지)을 접종용 스푼으로 1스푼 떠서 새로운 보급종균 생산용 배지에 넣고 솜으로 밀봉시킨 다음 원종균 포자(일부 균사도 포함)가 보급종균 현미 배지에 고루 섞이도록 흔들어준다.

액체 배지로 만든 원종균을 이용하여 보급종균을 만들 경우는 역시 크린벤치 내에서 마이크로피펫 또는 피펫에이드를 사용하여 액체 원종균 1~2㎖씩을 새로운 보급종균 현미 배지에 넣고 밀봉시킨 다음 균사가 고루 섞이도록 흔들어준다.

균주의 접종이 끝나면 현미 배지가 들어 있는 용기(플라스크 또는 배양병)를 모두 배양실로 옮기고 배양실내의 배양온도를 24℃로 맞추어 조정해준다. 배양 착수 후 4~5일이 지나면 흰색의 균사가 형성된 것을 보게 되는데 이때에 현미 배지를 흔들어서 균사가 배지 속에서 고루 자랄 수 있도록 하며 이후 균사가 배지를 덮을 때마다 (3~5일 간격) 흔들어주도록 한다.

배양 착수 후 15~20일 정도 경과하여 포자가 많이 형성된 배양 용기는 일단 한번 흔들어준 다음 농가 보급 전까지 5℃에 냉장 보관한다. 만약 냉장 보관기간이 길어지는 경우에도 배지를 잘 관찰하여 덩어리지지 않도록 가끔씩 흔들어준다. 배양중에 배지를 관찰하여 오염된 것은 멸균하여 버리도록 한다.

농가 보급종균 제조

배양용기에 현미 배지를 넣고 여기에 원종균의 균주를 접종하여 24℃에 배양을 끝낸 현미 배지종균은 실제로 농가 공급용 종균을 만들기 위한 전 단계의 종균이라 할 수 있다.

즉 농가 보급종균이란 현미 배지종균이 아니라 양잠농가가 직접 누에에 뿌리기 쉽도록 여기에 적당량의 물을 타서 접종농도를 맞추어 놓은 액체종균을 말한다.

보급종균 생산 전에 먼저 배양용기에 들어 있는 현미 배지종균의 오염 여부를 마지막으로 확인한 후, 오염된 것은 버리고 또한 건전한 종균이라 하더라도 배양용기를 흔들어보아 연기처럼 포자가 일어나지 않는 것은 포자 발생이 불량하므로 버린다.

보급종균의 포자농도는 108/㎖ 이상으로 조정하도록 한다. 농도를 맞추고 대량으로 종균을 생산하기 전에 우선 예비로 현미 배지와 멸균수의 희석비율을 알아보는 것이 좋다.

예를 들면 건전하고 포자 발생이 좋은 현미 배지 2개(배지용기)에 물 1,500㎖를 넣어 희석했을 경우 108/㎖ 농도의 보급종균이 약 1,000㎖ 정도 생산된다면 가장 적절하게 배합되었다고 할 수 있다.

배합비율이 결정되면 큰 용기에 현미종균과 멸균수를 배합비율로 넣고 종균이 고루 희석이 되도록 여러 번 잘 저어준 뒤 일단 희석액을 포자농도 측정기인 헤마사이토 메타로 측정하여 1눈금당 포자수가 25~30개 정도가 되면 희석액의 포자농도가 108/㎖가 되었다고 볼 수 있으며 이보다 포자수가 적으면 현미 배지를, 많으면 멸균수를 더 넣어서 포자농도를 조정한다.

적정한 포자농도가 확인된 희석액은 보급종균으로서 사용이 가능한 것이므로 종균을 잘 저어가면서 농가공급용 종균병에 1,000㎖씩 넣는다(입병). 입병이 완료된 것은 농가 공급 전까지 5℃에 냉장 보관토록 한다.

　보급종균 생산 때 사용하는 멸균수는 지하수를 100℃에 끓여 식힌 다음 끓인 물 40ℓ(약 2말)에 Twin-20 1㎖를 넣어 고루 저어준 것을 사용하도록 한다.

●●●▶ 보급종균 제조시기 및 제조장소의 소독

　제조시기는 농가로부터 보급종균 소요량을 일자별로 미리 파악하여 종균의 농가 공급일 1~3일 전쯤에 만든다. 이는 가장 활력 있는 보급종균을 공급하기 위한 것이다.

　제조장소는 종균에 오염균이 비산하는 것을 막기 위하여 보급종균을 만들기 전에 소독을 철저히 할 필요가 있다.

한·중 수교 기념주(酒) 판매

수원시는 한·중 수교 10주년과 추석을 맞아 시와 수원농협이 개발한 동충하초 '불휘'와 중국의 8대 명주인 고정공주(구징꽁지우)를 세트로 한 기념주를 판매하기로 했다고 30일 밝혔다.

이번에 선을 보이는 한·중 수교 기념주는 사각 도자기병에 담긴 불휘 700㎖와 수공예품 유리병에 담긴 고정공주 500㎖ 각 1병이며 한 세트에 20만원에 판매된다. 시는 두 나라의 명주가 만나는 기념주를 한정된 수량만 만들어 선물용과 소장용으로 판매할 계획이다.

이번에 기념주로 판매되는 불휘는 동충하초가 주원료로 홍삼과 오디, 오미자, 구기자, 두충 등 12가지 한약으로 빚은 건강보양주로 수원의 대표적인 문화관광 상품으로 인기를 끌고 있다.

또 중국 명주인 고정공주는 수수와 밀, 보리, 완두로 빚어 18년 동안 숙성시킨 고급주로 명대 황제에게 바쳐져 '고정공주'라는 이름을 얻게 됐으며 중국술 품평회에서 4년 연속 금상을 받기도 했다.

〈기호일보〉

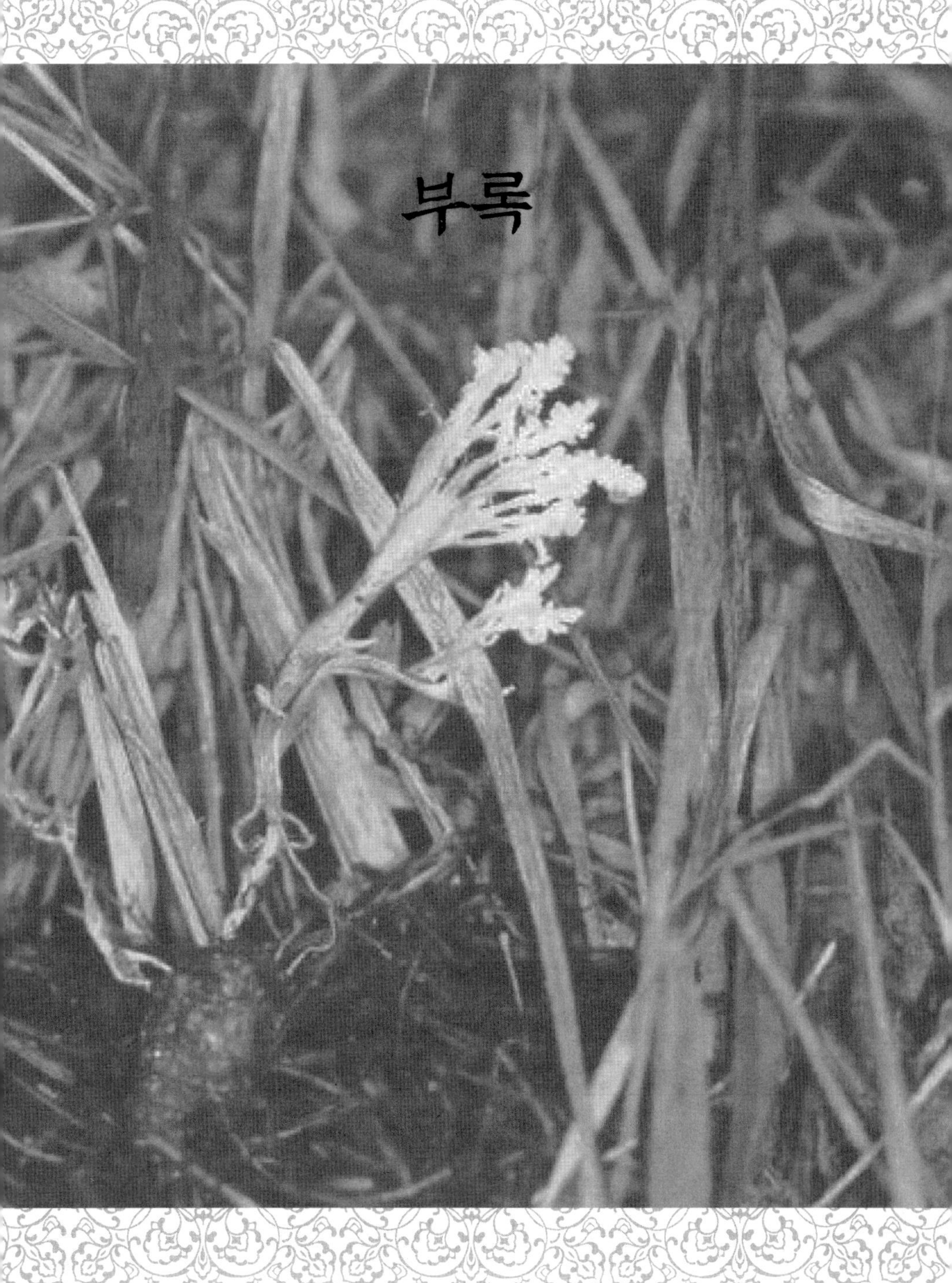

부록

뽕잎 뽕나무는 누에가 먹고 자라며 비단을 만드는 나무라 하여 예로부터 신목(神木)이라 일컬었으며, 그 중 뽕나무 잎은 한방에서도 다양하게 이용하여 왔다.

뽕잎에는 수분, 탄수화물, 단백질 및 25종의 아미노산이 들어 있으며 그 중 뇌의 혈액순환과 노인성 치매를 예방해주는 세린과 타이로신 성분이 각각 1.2%와 0.8% 수준으로 함유되어 있다.

또한 각종 미네랄이 많이 들어 있어 무에 비해 칼슘은 60배, 철분은 160배, 인은 10배가 많고 녹차와 비교하면 칼슘은 6배, 철분은 2배, 칼륨은 1.4배가 더 함유되어 있다. 그리고 뇌신경 전달물질로 알려진 가바(GABA, r-aminobutyric acid)가 풍부한 것이 특징이다.

뽕잎은 맛이 달면서도 쓰며, 성질은 따뜻하고 독성이 전혀 없는 것이 특징이다. 고혈압, 당뇨병, 콜레스테롤, 암 등 성인병 예방에 효과적이며, 노화방지 및 섭취한 중금속의 체내 흡수 감소, 변비 예방 등에도 매우 좋다.

더욱이 혈당강하물질로 알려진 데옥시노지리마이신(DNJ)이 약 0.1% 들어 있는데 뽕 이외의 식물에는 아직 찾아내지 못한 특수 성분으로 식후 급격한 혈당상승을 막아주는 효과가 있다. 즉 DNJ는 당분해효소(α-글루코시다제)의 기능을 저해하는 작용이 있어 포도당의 흡수를 억제하여 식후의 과혈당치를 억제한다. 따라서 뽕잎은 옛 사람들의 말처럼 '선약 중의 선약'이라고 할 수 있다.

뽕잎에 함유된 단백질은 어린잎일수록 많으며, 섬유소는 주로 불용성 섬유소이기 때문에 체내에 존재하는 독성물질의 배설을 증가시켜주고 장의 운동도 활발하게 하는데 뽕잎이 성숙함에 따라 비례적으로 증가한다.

뽕잎에 기능성 성분은 대부분이 수용성 성분이므로 찌거나 삶으면 성분이 손실된다. 따라서 섭취하는 방법 중 한 가지는 차로 음용하는 것이 단백질과 각종 미네랄은 물론 유익한 성분을 섭취할 수 있어 적당하다.

뽕잎은 녹차와는 달리 카페인이 거의 없고 성인이 하루에 3kg까지 먹어도 전혀 부작용이 없다는 시험결과가 있는데, 녹차나 커피에 존재하는 카페인의 함량은 뽕잎에 존재하는 양의 200배 정도이므로 카페인에 예민한 반응을 나타내는 사람의 경우 녹차나 커피 대신 뽕잎차를 음용하면 좋다.

오디   오디는 뽕나무의 열매로 지름이 약 2cm이며 처음에는 녹색이다가 검은빛을 띤 자주색으로 익는데 암나무에만 열린다. 익으면 빛깔이 곱고 즙이 풍부해지며 신선한 향기가 난다.

오디의 주성분은 포도당과 과당, 시트르산, 사과산, 타닌, 펙틴을 비롯하여 비타민 A · B_1 · B_2 · D, 칼슘, 인, 철 등이다. 버찌나 앵두의 성분과 비교해 볼 때 당분, 칼슘, 철분, 비타민 C가 적으나 단백질, 지방, 섬유질과 비타민 B 복합체 등은 많이 함유되어 있다.

오디는 성분이 차고 맛이 단 것이 특징으로, 강장제로 알려져 있으며 내장, 특히 간장과 신장의 기능을 좋게 한다. 갈증을 해소하고 관절을 부드럽게 하며 알코올을 분해하고 마음을 편안하게 하여 불면증과 건망증에도 효과가 있다.

그밖에 머리가 세는 것을 방지하고 백발을 검게 하며 조혈작용이 있어서 류머티즘 치료에도 쓴다.

한방에서 오디의 효능은 소갈을 덜해주고 오장을 이롭게 한다고 전하고 있으며, 눈을 밝게 하고 기침, 천식, 이뇨제로 작용하며 중풍 예방에 유효한 화학물질을 함유하고 있다.

복용방법은 날로 먹거나 술 또는 주스, 환으로 만들어 먹는다. 오디술은 예로부터 상심주 또는 선인주라고 하여 귀하게 여겼는데, 빛깔이 곱고 유기산이 적어서 시지 않고 달콤하다.

오디술은 약간 덜 익은 열매로 담그는 것이 좋으며 익은 오디의 3배가 되는 희석식 소주를 붓고 밀봉하여 광에 1개월 이상 두었다가 오디를 제거한다. 맛과 향을 더하기 위해 매실주나 석류주와 섞어 마시면 좋으며 동맥경화, 고혈압 환자에게도 좋다.

농축액을 밀가루 반죽과 섞어 과자를 만들거나 저온으로 말려서 가루를 내어 먹기도 하며, 가루를 벌꿀에 오동나무 열매 크기로 환을 만들어 공복에 하루 30개씩 먹으면 몸이 가벼워지고 병으로부터 해방된다고 한다.

뽕나무 뿌리껍질(상백피)

뽕나무는 뽕과의 낙엽 교목으로 우리나라와 중국의 전역에서 고르게 재배되는데, 잔가지는 회갈색 또는 회백색을 띠고 잔털은 있으나 점차 없어진다. 한방에서는 상백피(桑白皮)로 칭하며 잠상산물 중 약재로 가장 많이 이용된다.

상백피는 맛이 달고 성질이 찬 것이 특징으로 기침, 각혈, 소변이 많은 당뇨, 산후하혈, 골절, 경기, 종기, 독극물을 토하게 할 때에 효과가 있다. 약리적으로 혈압강하작용, 이뇨작용, 항균작용 등이 밝혀졌다.

민간에서는 껍질을 벗겨 실을 만들어 복부수술시 사용하면 상처가 잘 낫는 것으로 전한다. 그러나 몸이 찬 사람, 찬 것만 먹으면 설사를 하는 사람, 혈압이 낮은 사람은 복용을 삼간다.

채취시기는 봄부터 여름까지가 좋으며, 뿌리를 캐어 표면에 돌
출된 겉껍질을 긁은 다음 흰색의 속껍질을 벗겨 잘 말린 후 썰어서
보관한다. 흰색이고 분성(粉性)이 풍부한 것이 좋다.

뽕나무 뿌리껍질은 생것을 쓰는 경우와 꿀물에 묻힌 다음 구워서
쓰는 경우가 있다. 생것을 쓰는 경우는 일반 기침감기, 백일해, 기침
에 쓰는 것이며 꿀물에 묻힌 다음 구워서 쓰는 경우는 노인의 오래
된 해소 천식에 쓰는데 꿀물을 묻히면 약효를 완화시켜주며 기침을
멈추게 하는 작용을 좋게 한다. 1일 10g 정도를 달여 먹으면 효과가
있다고 한다.

술에 담가 마시는 방법은 상백피 300g과 정제 설탕 100g을 소주
2.4ℓ에 넣고 밀봉 후 암냉소에 2~3개월간 숙성 후 하루에 한 번 잠
자기 전에 15~30㎖를 물 2~3배에 희석해서 복용한다.

그 외에도 껍질 삶은 물에 머리를 감으면 탈모를 방지하며, 차로
하루 세 번씩 먹거나 꿀로 환을 지어서 먹으면 중풍을 예방하는 것
으로 전해진다.

잠분　누에똥을 잠분(蠶糞)이라 하며 일반적으로 다른 짐
승이나 가축의 배설물과는 달리 대부분의 내용물은
완전히 소화되지 않은 뽕잎이므로 말리면 씨앗처럼 곱고 깨끗하다.

주요 성분은 단백질 13%, 회분 11%, 지방 22%, 섬유 12%, 요산 1.2%, 기타 인산, 칼륨, 칼슘, 비타민 A · B, 엽록소, 각종 미네랄 및 미지의 성분이 함유되어 있다.

누에는 뽕잎을 먹고 단백질, 탄수화물을 소화, 흡수하여 성장하지만 일반적으로 대부분의 클로로필(chlorophyll)계 성분은 소화, 흡수되지 않고 배설된다. 따라서 잠분에는 농축된 엽록소의 함유량이 많은 것으로 알려지고 있다. 엽록소는 신진대사를 활발하게 하고 세포 부활을 촉진하는데, 많은 식물이 엽록소를 함유하고 있으나 잠분만큼 많은 엽록소를 함유하고 있는 식물은 없다.

잠분은 성분이 따뜻하고 독성이 없으며 당뇨, 요통, 신경통, 특히 안면신경통에 특효라고 전한다. 중국에서는 잠분 베개를 베고 자면 두통이나 류머티즘, 신경통, 불면증, 노인의 시력감퇴를 막아주고 숙면을 할 수 있으며, 중풍, 두드러기, 가려움, 당뇨에 이용하였다.

또한 최근 일본에서는 잠분으로부터 피부에 좋은 다양한 성분이 알려져 화장품의 원료로도 쓰이고 있다.

잠분은 1년에 두 번, 봄과 가을에 누에치기를 하는 기간에 수거할 수 있는데 봄에는 5월 하순부터 6월 중순까지, 가을에는 8월 하순부터 9월 중하순까지이며, 수거 후에는 그늘에서 잘 말려 건조하고 직사광선이 없는 곳에 두고 사용한다.

복용법은 잠분 120g을 질그릇에 노랗게 볶아서 술을 약 1ℓ를 부어 끓인 다음 가라앉혀 한 잔씩 마신다. 찜질시는 잠분을 뜨겁게 볶아서 주머니에 넣어 사용한다. 볶으면 기름이 나오는데, 기름이 나올 때까지 약한 불로 서서히 볶아서 질지 않게 해야 한다.

백강잠 백강잠(白殭蠶)이라고 하면 언뜻 누에 품종의 일종이 아닌가 하는 생각을 할 수가 있으나 실제는 전혀 그렇지가 않다. 즉 백강잠은 '뷰베리아 바시아나(Beauveria bassiana)'라는 곰팡이병에 걸려서 죽은 누에를 말한다.

백강잠은 흰색을 띠고 미라 모양으로, 만져보면 딱딱하고 흰색의 가루가 묻어난다. 약용으로 쓰는 것은 가루가 많이 묻어나고 크고 딱딱하며 잘 건조된 것일수록 좋은 것이라 할 수 있다.

《동의보감》에서 기술하고 있는 백강잠의 특징을 살펴보면 "성질이 고르고 맛이 매우며 독이 없다. 어린아이의 경간(驚癎, 간질)을 주로 치료하고 흑간(黑癎)을 덜어주고 모든 창(瘡)의 반량(瘢痕)과 일체의 풍질(風疾)에 피부가 가려우며 마비된 것과 부인의 붕중하혈(崩中下血)을 치료한다. 찹쌀 뜨물에 담가서 주둥이는 버리고 생강즙에 볶아서 쓴다. 중풍으로 말이 바르지 못할 때는 백강잠, 백부자, 석창포, 원지, 강활, 전갈, 천마, 남성을 등분 가루로 하고 오동나무 열매 크기로 환을 만들어 50~70개를 생강탕으로 삼켜버린다. 중풍으로 입과 눈이 삐뚤어질 때는 백강잠·형개수·방풍·천마·감초 각 1냥, 박하 3냥, 천오생·백부자·강활·새신·천궁·감초·곽향 각 5돈을 가루로 하여 꿀로 환을 만들어 맑은 차에 1알씩 씹어 먹는다"고 되어 있다.

우리나라 보건사회연구원에서 보고한 '치매노인 실태조사 및 관리대책'을 보면 고령화 현상으로 인해 치매 인구가 급증하여 1998년 치매유병률이 65세 이상 노인 중 8.3%나 되며 점차 크게 증가할 것으로 예상하고 있다. 이러한 치매 등 퇴행성 뇌질환 인구가 폭발적으로 늘어나고 있지만 치료효과는 그 동안 미미한 실정이었다.

그런데 최근 연구결과에 따르면, 백강잠의 신경세포 성장촉진 및 신경영양인자 단백질 증강작용으로 알츠하이머, 파킨슨병 및 중풍과 같은 퇴행성 뇌질환의 예방 및 치료에 이용될 수 있는 것으로 나타났다.

백강잠은 예전에 가정에서 누에사육 중에 자연적으로 발생하였으나 근래에는 양잠 사육농가가 감소하고 사육기술이 향상되어 자연 발생이 적기 때문에, 약용에 쓰기 위해서는 누에에 병원균을 접종시켜 인공배양한다.

피부에 사용시에는 가루를 깨끗한 물에 개어서 팩을 한 후 15~20분 가량 지나서 떼어내고 얼굴을 씻는다. 오이즙, 요구르트, 우유, 달걀흰자 등에 개어 사용해도 좋다.

누에 수나방   살아 있는 누에번데기를 약 7~10일 정도 자연 상태로 그냥 두면 누에고치 속에서 번데기는 서서히 변태를 시작하여 나방으로 변하게 된다. 이것을 우리는 누에나방이라 부른다.

보통 암나방과 수나방의 수가 거의 비슷하며 이 중에 약용으로 이용되는 것은 수나방이다. 이 수나방은 자연 교미시간이 몇 시간씩 된다하여 정력에 좋다고 한다. 실제로 누에씨를 만드는 곳에서는 수나방을 며칠씩 저장하였다가 교미를 하는 데 여러 번 이용하기도 한다.

《동의보감》에 의하면 "수나방의 성질은 따뜻하고 양사(陽事)를 강하게 하고 설정(泄精)과 요혈(尿血)을 그치게 하며 수장(水臟)을 덥게 하고 정기를 더해주며 음도(陰道)를 강하게 하여 교접을 해도 피로가 오지 않는다"고 되어 있다.

남자의 양기가 약하여 먹는 경우 《동의보감》에서는 "날개와 발을 버리고 약간 볶아서 먹는다" 하였고, 《본초강목》에서는 "교배하지 않은 수나방 600g을 볶아서 가루를 내어 꿀에 갠 다음 오동나무 열매만하게 환을 만들어 매일 저녁 1알씩 먹는다" 하였다.

:: 참고문헌

1. 조세연. 2000. 건강장수 누에동충하초, 신일상사

2. 성재모. 1996. 한국의 동충하초, 교학사

3. 남성희. 2003. 국내자생 동충하초의 분류 및 *Paecilomyces tenuipes*의 인공배양

4. 淸水大典. 1994. 원색 동충하초 도감, 성문당

5. 伊丹仁朗, 矢萩信夫. 1996. 일본동충하초, メタモル

6. 廣西壯族自治區藥品檢驗所 編著. 1992. 中藥材眞僞鑑別圖譜, 廣西科學技術出版社

7. 矢萩信夫, 矢萩禮美子. 1994. 日本冬蟲夏草 超健康法, 新井印刷

8. 福原敏彦. 1979. 昆蟲病理學, 學會出版Center

9. 농촌진흥청. 2003. 누에동충하초의 한약재 등록을 위한 기준설정 연구(제3차연도 완결 보고서)

10. 韓大夫. 2001. 冬蟲夏草 健康奇蹟, 智慧大學出版有限公司

11. Kukhyun Shin, Soonsung Lim, Sanghyun Lee and Saeyun Cho. 2001. Antioxidant and Immunostimulating Activities of the Fruiting Bodies of *Paecilomyces japonica*, the New York Academy of Science

12. Cooke, M. C. 1892. Vegetable wasps and plant worms. Society for Promoting Christian Knowledge. London. pp. 1~364

13. Gee, N. G. 1918. Notes on *Cordyceps sinensis*. Mycol. Notes. 54 : 767~768

14. Kobayasi, Y. 1940. The genus *Cordyceps* and its allies. Sci. Rept. Tokyo Bunrika Daikaku, Sect. B. 5 : 53~260

15. Kobayasi, Y. 1982. Keys to the taxa of the genera *Cordyceps* and *Torrubiella*. Trans. mycol. soc. Japan. 23 : 329~364

16. Kobayasi, Y. and Shimizu, D. 1983. Iconography of vegetable wasps and plant worms. Hoikusha Publishing Company Ltd. Osaka. pp. 1~280

17. Liang, Z. Q. 1991. Verification and identification of the anamorph of *Cordyceps* in northwest area. Acta Mycol. Sin. 10 : 104~107

18. Lim, J. H. and Kim, B. K. 1973. Taxonomic investigations on Korean higher fungi(Ⅱ). Two unrecorded species of the genus *Cordyceps* in Korea. Kor. J. Mycol.. 1 : 13~16. (In Korean)

19. Liu, Y. X., Guo Y. L., Yu Y. X. and Zeng. W. 1989. Isolation and identification of the anamorphic state of *Cordyceps sinensis* (Berk.) Sacc. Acta Mycologica Sinica. 8(1) : 41~46

20. Mains, E. B. 1954. North American entomogenous species of *Cordyceps*. Mycologia. 50 : 169~222

21. McCoy, C. W., Samson, R. A., and Boucias, D. G. 1988. Entomogenous fungi. In "CRC Handbook of natural pesticides. Microbial insecticides, part A. Entomogenous protozoa and fungi." (C. M. Ignoffo, ed.). 5 : 151~236

22. Pacioni G. and Frizzi, G. 1977. *Paecilomyces farinosus*, the conidial state of *Cordyceps memorabilis*. Can. J. Bot. 56 : 391~394

23. Petch, T. 1944. Notes on entomogenous fungi. Trans. Br. mycol. Soc.. 27 : 81~93

24. Samson, R. A. 1974. *Paecilomyces* and some allied Hyphomycetes, Centraalbureau voor schimmel Cultures Baarn. pp. 1~105

25. Samson, R. A., Evans. C. H., and Satge, J. P. 1988. Atlas of entomopathogenic fungi. Springer-Verlag. pp. 1~18

26. Samson, R. A., Hofkstra, E. S., Frisvad, J. C. and Filtenborg, O. 2000. Introduction to food and airborne fungi. 6th edition. Centraalbureau voor schimmelcultures. pp. 1~389

27. Zang, M. and Kinjo, N. 1998. Notes on the alpine *Cordyceps* of China and nearby nations. Mycotaxon. 44 : 215~229

28. Zang, M. Yang D. R. and Li, C. D. 1990. A new taxon in the genus *Cordyceps* from China. Mycotaxon. 37 : 57~62

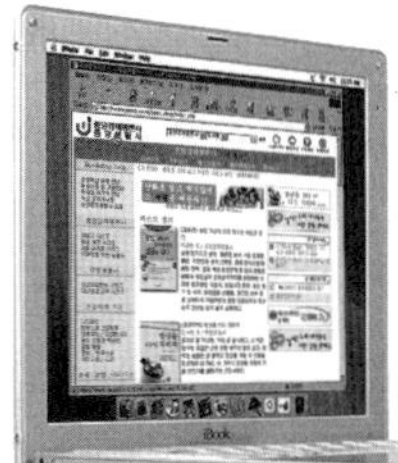

중 앙 생 활 사
중앙경제평론사

Joongang Life Publishing Co./Joongang Economy Publishing Co.

중앙생활사는 건강한 생활, 행복한 삶을 일군다는 신념 아래 설립된 건강·실용서 전문 출판사로서
치열한 생존경쟁에 심신이 지친 현대인에게 건강과 생활의 지혜를 주는 책을 발간하고 있습니다.

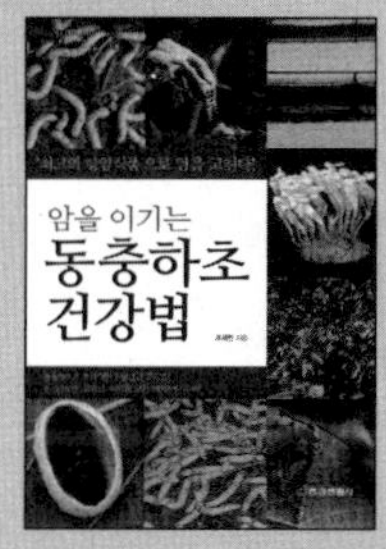

암을 이기는 동충하초 건강법

초판 1쇄 발행 | 2003년 12월 20일
개정초판 1쇄 인쇄 | 2014년 3월 20일
개정초판 1쇄 발행 | 2014년 3월 25일

지은이 | 조세연(Seyeon Cho)
펴낸이 | 최점옥(Jeomog Choi)
펴낸곳 | 중앙생활사(Joongang Life Publishing Co.)

대   표 | 김용주
편   집 | 한옥수
기   획 | 이원희
디자인 | 김효진
마케팅 | 최기원
인터넷 | 김회승

출력 | 영신사   종이 | 한솔PNS   인쇄·제본 | 영신사

잘못된 책은 바꾸어 드립니다.
가격은 표지 뒷면에 있습니다.

ISBN 978-89-6141-122-6(13510)

등록 | 1999년 1월 16일 제2-2730호
주소 | ㉾ 100-826 서울시 중구 다산로20길 5(신당4동 340-128) 중앙빌딩 4층
전화 | (02)2253-4463(代) 팩스 | (02)2253-7988
홈페이지 | www.japub.co.kr 이메일 | japub@naver.com
♣ 중앙생활사는 중앙경제평론사·중앙에듀북스와 자매회사입니다.

▶ **홈페이지에서 구입하시면 많은 혜택이 있습니다.**

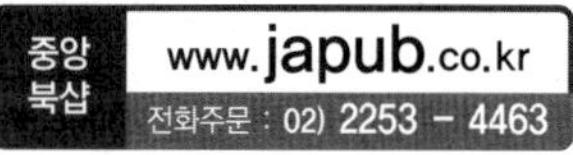

※ 이 도서의 **국립중앙도서관** 출판시도서목록(CIP)은 e-CIP 홈페이지(www.nl.go.kr/cip.php)에서
이용하실 수 있습니다.(CIP제어번호: CIP2014002043)